Du même auteur, aux éditions Leduc.s

Mes recettes santé pendant un traitement anticancer, 2013.
Le régime Portfolio anticholestérol (avec Anne Dufour), 2012.
Petits plats maison pour jeunes enfants (avec Pascale de Lomas), 2010.
Programme Portfolio en 15 jours (avec Anne Dufour), 2008.

REJOIGNEZ NOTRE COMMUNAUTÉ DE LECTEURS !

Inscrivez-vous à notre newsletter et recevez chaque mois :
- des conseils inédits pour vous sentir bien ;
- des interviews et des vidéos exclusives ;
- des avant-premières, des bonus et des jeux !

Rendez-vous sur la page : ou scannez ce code :

http://leduc.force.com/lecteur

Découvrez aussi notre catalogue complet en ligne sur notre site : **www.editionsleduc.com**

Enfin, retrouvez toute notre actualité sur notre blog :
blog.editionsleduc.com
sur notre page Facebook : **Leduc.s Éditions**

Photos :
© Brands / jupiter image (p. 86)
© Comestock image / jupiter images (p. 84)
Market Fresh (p. 82, 83, 85, 133, 150, 155, 158, 172)

Maquette : Facompo

© 2015 Leduc.s Éditions
17, rue du Regard
75006 Paris – France
ISBN : 979-10-285-0086-3

ISABELLE DELALEU

MINCIR
AVEC
LE RÉGIME
CHRONO
BIOLOGIQUE

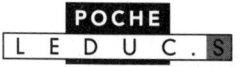

Sommaire

Introduction 7

Partie I
Tic... Tac... 17

Partie II
Votre programme chrono Semaine 1 93

Partie III
Votre programme chrono Semaine 2 147

Partie IV
**Nos recettes bonus pour le matin,
le midi et le soir** 201

Références bibliographiques 235

Index des recettes 237

Table des matières 239

Introduction

Mincir, mincir enfin ! Alors que, aujourd'hui, le surpoids se généralise (en France, on compte 14,4 millions d'adultes en surpoids et 5,3 millions d'obèses), perdre ses kilos superflus est devenu l'objectif d'un grand nombre d'entre nous, que ce soit pour des raisons « simplement » esthétiques ou pour raisons médicales (diabète, hypertension, apnées du sommeil…). Tous ceux qui se sont déjà mis au régime (voire ont multiplié les tentatives) ont pourtant pu constater que ce n'est pas toujours si simple et facile de retrouver son poids de forme… Mais, parmi ceux, nombreux, qui ont essuyé un échec (ou plusieurs !), et qui soit ont vu leur poids faire le yo-yo au fil des mois, soit ont repris à toute vitesse les kilos péniblement perdus, combien vivaient *a contrario* de leurs rythmes naturels, créant alors, sans le savoir, de véritables freins à leur amincissement ?

C'est à partir de ces constatations, mais aussi de recherches scientifiques et médicales sur la physiologie de la cellule graisseuse (ô, célèbre ennemie !), ainsi que de la compréhension des rythmes intrinsèques de notre organisme, que nous avons mis en place ce programme d'amincissement.

Pas d'aliment extraordinaire, de méthode saugrenue, pas non plus de pilule-miracle ou de repas misérabilistes : même pour maigrir, le corps a besoin d'être nourri… Il doit même l'être encore mieux ! Toute l'astuce est non seulement de lui apporter de bons nutriments, mais aussi et surtout de lui livrer ceux-ci au bon moment ! Sans transformer radicalement le contenu de votre assiette, sans, surtout, souffrir de la faim ou de la frustration, et en privilégiant systématiquement les aliments « minceur » (comme les sucres à index glycémique – IG – bas, les fruits et légumes – riches en fibres –, les bons acides gras), nous avons mis en place une alimentation « chronobiologique » saine, raisonnée, sachant conjuguer plaisir et satiété, saveurs et efficacité !

Et, comme – on ne le sait que trop – on ne peut maigrir sans améliorer son hygiène de vie, nous avons, pour vous, passé au crible toutes les découvertes les plus pointues capables de vous aider efficacement dans votre quête du poids idéal. De l'intérêt d'un sommeil de qualité à celui de la lutte antistress (qui sont bien loin d'être des détails…), de bons horaires pour bouger afin de brûler ses graisses le plus promptement possible et de « rentabiliser au maximum » son activité physique, jusqu'aux créneaux horaires à privilégier pour utiliser une crème minceur, ce programme « heure par heure », ou presque, fourmille donc de multiples petits trucs très simples, efficaces et peu contraignants, qui feront toute la différence sur votre silhouette !

Au final, cet ouvrage que vous avez entre les mains vous propose donc non pas seulement un régime, mais bien plus : un véritable programme-minceur, un guide complet pour vous accompagner au quotidien et vous mettre sur le « droit chemin » de la minceur !

Enfin, la science la plus pointue se marie... au bon sens, indispensable à toute perte de poids efficace et durable.

Maintenant, c'est à vous de jouer ! It's time to go!

Le sens du rythme !

Même moderne, voire ultramoderne, l'homme reste avant tout un animal. Notre organisme et nos fonctions vitales sont soumis à des rythmes naturels ou « biorythmes » (alternance jour/nuit, saisons...) dont nous n'avons le plus souvent pas conscience et que nous subissons sans forcément les comprendre.

Sécrétions hormonales, taux de sucre sanguin, température corporelle, activité cérébrale, rythme veille-sommeil, force musculaire, vigilance, concentration, drainage : notre corps tout entier obéit aux oscillations de nos cycles biologiques, et, selon les multiples travaux de recherche scientifique menés depuis plusieurs dizaines d'années (notamment par l'un des pères de la chronobiologie, le Dr Alain Reinberg), nous serions ainsi régis par plus de 150 biorythmes différents ! Tous sont loin d'être percés à jour... Mais c'est ainsi : l'heure, c'est l'heure ! Le corps est une horloge qu'il vaut mieux ne pas perturber, sinon le chaos s'installe... et tout va de travers ! Dans le rôle des synchronisateurs, deux structures cérébrales : d'une part, l'hypothalamus, qui joue le rôle-clef de « pendule », et se cale sur les signaux extérieurs, tout particulièrement sur l'alternance jour/nuit (lumière/obscurité) et, d'autre part, la glande pinéale, ou épiphyse, considérée comme le « sablier » de l'organisme puisque son rythme de 24-25 heures est quasiment immuable.

Prendre en compte ces fluctuations de nos capacités nous aide à nous « caler » sur notre nature profonde, donc à être plus performants, plus efficaces dans tout ce que nous entreprenons.

À l'inverse, il a été prouvé que contrecarrer nos plannings « naturels », notamment en nous soumettant à des rythmes « artificiels », socialement imposés et déconnectés de nos besoins physiologiques, n'est ni simple, ni bénéfique ! Semaine et week-end, congés prolongés en été, horaires scolaires, travail posté ou en 3 × 8 ne sont pas forcément adaptés à nos capacités naturelles et nous contraignent… Toutes ces obligations sociales dérèglent nos horloges internes, nous fatiguent et réduisent nos performances. Malheureusement, même si les spécialistes de la chronobiologie mettent en avant, depuis les années quatre-vingt-dix, les effets pervers de ces décalages imposés, la société ne les prend toujours quasiment pas en compte. Mais rien ne vous empêche, dès que possible, de suivre votre rythme naturel. Celui qui vous permet d'être « en phase » avec vous-même.

Une journée à mon rythme !

Mon corps est une horloge ! Il est « programmé » pour certaines activités à certains moments de la journée… Et si vous l'écoutiez, pour vous synchroniser avec vos besoins naturels, au lieu de lutter pour vivre *a contrario* ?

6 h 30 : *démarrez par un câlin*

Le réveil de votre organisme se prépare en douceur grâce au cortisol (substance qui régit les états de veille et de sommeil) dont le taux grimpe en flèche à ce moment-là. Chez Monsieur, la testostérone (l'hormone mâle qui stimule la sexualité) est à son apogée, ce qui explique ses envies coquines. Le corps est reposé et détendu, la tête encore dans les rêves… Bref, c'est l'heure idéale ! D'autant que les endorphines libérées par le plaisir donnent le sourire et apaisent les angoisses. Parfait pour démarrer la journée du bon pied.

7 heures : *faites le plein de carburant !*

Le corps réclame son petit déjeuner. Donnez-lui des sucres complexes (pain, céréales, sauf celles, trop sucrées, élaborées pour les enfants…) : le cortisol (encore lui) et les catécholamines, au top, les dégraderont pour fournir de l'énergie en continu. Comme l'horloge alimentaire est réglée en phase avec votre réveil, on digère sans difficulté le plus riche des repas. C'est LE bon moment pour consommer des graisses hyperénergétiques, qui seront ensuite éliminées sans difficulté.

10 heures : *révisez votre speech*

Vous devez présenter un dossier cet après-midi ? C'est le moment pour une dernière révision, car la mémoire à court terme (qui ne demande aucune réflexion) fonctionne à plein régime grâce à l'augmentation de la température corporelle. Attention, demain vous aurez tout oublié !

12 h 30 : mangez léger, léger…

Insuline et sucs digestifs obligent, les matières grasses ne se digèrent pas très bien, et les sucreries ne sont pas recommandées non plus au moment du déjeuner. Dans l'idéal limitez-vous à une viande peu grasse ou un poisson, des légumes et quelques féculents pour tenir l'après-midi sans chute d'énergie.

13 heures – 15 heures : sortez le hamac

Vous piquez du nez ? N'incriminez pas votre repas ou un travail ennuyeux, ce créneau horaire est simplement l'une des « portes du sommeil », moments-clés de l'endormissement : la vigilance sombre, mais, avantage, le stress aussi ! En revanche, on travaille moins efficacement. Laissez-vous aller quelques minutes pour récupérer, en faisant par exemple une sieste « flash » ou « parking », qui permettra de récupérer de l'énergie et de bien affronter le reste de la journée.

15 heures – 16 h 30 : planchez

Température corporelle idéale, taux de sucre sanguin optimal : votre cerveau, tel un bolide de course, fonctionne à plein régime : mettez à profit ses capacités pour avancer vite et bien sur vos dossiers difficiles…

16 h 30 : faites-vous soigner

Ce n'est jamais le moment idéal… mais c'est entre 16 et 17 heures que le corps supporte le mieux la douleur ! Dentiste, prise de sang, anesthésie (son effet dure plus longtemps à cette heure que le matin), réglez donc vos petits soucis de santé !

🕐 *17 heures – 19 heures : défoulez-vous !*

L'activité et la tonicité musculaires sont à leur apogée, les capacités respiratoires aussi, il est donc recommandé de faire du sport… ou l'amour ! La sérotonine (qui influe sur notre humeur) atteint un pic en fin d'après-midi juste à l'heure du « 5 à 7 » !

🕐 *19 heures - 20 heures : dînez léger !*

Le dîner doit être pris tôt, au moins 2 heures avant le coucher pour que la digestion ne perturbe pas le sommeil.

🕐 *20 heures – 21 heures : occupez-vous calmement*

Tricotez, lisez, écrivez, dessinez… relaxez-vous ! Les travaux manuels, qui ne demandent que peu de réflexion et vident la tête, sont parfaits à cette heure : une parenthèse de calme utile et agréable, telle une méditation de pleine conscience, qui fait la peau au stress et prépare à une nuit paisible. Évitez les lumières vives, le travail sur écran, les jeux qui perturbent l'endormissement.

🕐 *21 h 30 – 23 heures : filez sous la couette*

Votre température corporelle chute d'un degré environ, tout votre corps ralentit et se prépare au repos… ne traînez pas, éteignez la télé, et au lit ! Ne vous forcez pas à terminer le film, vous risquez ensuite de ne plus trouver le sommeil.

La petite info

Les médicaments aussi ont leur heure !

La chronothérapie étudie les effets (bénéfiques mais aussi indésirables) des médicaments en fonction des horaires auxquels ils sont administrés. L'objectif ? Soigner plus efficacement, en réduisant les effets secondaires ou les doses. Pour certaines substances, l'heure idéale de prise figure même dans le Vidal. Et, en cancérologie, certaines tumeurs sont soignées plus efficacement grâce à des pompes programmables, pilotées par microprocesseurs, qui permettent de moduler le débit des substances au cours de la journée. Cela permet de mieux répartir les doses, mais aussi, puisqu'elles sont mieux tolérées, de les augmenter… et d'être ainsi plus efficaces.

- *Bronchodilatateurs* : ils doivent être administrés en tout début d'après-midi, bien que les crises d'asthme surviennent surtout en fin de soirée et pendant la nuit.

- *Antihistaminiques* : ils sont mieux tolérés et plus efficaces le soir, même si les crises de rhinite allergique frappent plutôt le matin.

- *Aspirine* : elle provoque beaucoup plus de lésions gastriques à 10 h qu'à 20 h, ce qui est pourtant sans lien direct avec le fait d'avoir l'estomac vide le matin.

- *Antibiotiques* : une dose unique le matin est plus efficace que si elle est répartie sur la journée.

- *Vaccins :* des études ont montré que les vaccinations contre l'hépatite B, ou la grippe, induisent une production d'anticorps jusqu'à 4 fois plus importante quand elles sont effectuées le matin plutôt que l'après-midi !

- *Corticoïdes :* la concentration plasmatique du cortisol (hormone fabriquée par les glandes surrénales, impliquée dans le métabolisme des sucres et des graisses) est maximale vers 7 heures le matin. Mieux vaut administrer les médicaments chimiquement proches à la même heure car l'administration, en phase avec le pic de sécrétion, la renforce.

- *Insuline :* les injections d'insuline des diabétiques devraient coïncider avec leurs besoins, maximaux en fin de matinée et en début d'après-midi, minimaux la nuit.

Partie I
Tic Tac

TIC... TAC...
Le temps d'être mince

Des horaires pour maigrir vraiment ?

Nous vous épargnerons la physiologie détaillée et pénible du tissu graisseux ! Résumons-la simplement, et de façon pratique. Il vous suffit de savoir que ce tissu graisseux tant abhorré vit, lui aussi, « à son rythme », pour vous douter qu'il existe vraisemblablement des moments propices au « déstockage » des graisses... À l'inverse, il y a aussi des moments inopportuns, où le corps est en position de « stockage facilité » et où les cellules graisseuses, ou adipocytes, n'attendent qu'une chose, se remplir, et ne se mettent pas facilement en mode « vidange » !

Les scientifiques se sont depuis longtemps penchés sur ce fameux tissu adipeux, et se sont rapidement rendu compte qu'il n'est ni rudimentaire, ni isolé du reste de l'organisme et encore moins inerte. Au contraire, très complexe, il est considéré comme une véritable glande, voire désormais comme un organe à part entière capable de produire des molécules actives diverses. Il « communique » en permanence avec d'autres organes (le cœur, par exemple), et chaque substance fabriquée, ou chaque processus, est lié aux autres... C'est pour cette raison que les expériences in vitro, dans les éprouvettes des laboratoires, ne reflètent que partiellement la réalité des phénomènes d'un organisme entier ! Cela ouvre également, régulièrement, de nouveaux horizons en termes de minceur avec la découverte de substances potentiellement intéressantes dans la lutte contre le surpoids et l'obésité.

Comment le tissu graisseux se comporte-t-il au fil des heures ?

Le matin
Le réveil de l'organisme, après une nuit de sommeil, enclenche la libération d'hormones stimulantes et énergisantes : il s'agit principalement du cortisol (nous l'avons vu, p. 11) et des catécholamines (adrénaline et noradrénaline). Celles-ci favorisent la lipolyse, c'est-à-dire la dégradation des graisses. L'adipocyte (cellule de stockage des graisses) se « vide » donc facilement et spontanément de ses graisses de réserve.

Le soir
Lorsque l'organisme passe en mode « repos du guerrier », que son activité ralentit, l'adipocyte, lui, continue de travailler... Mais il exerce alors son rôle de stockage d'énergie en captant le glucose non utilisé pour le mettre en réserve sous forme de triglycérides : c'est la lipogenèse. C'est également le soir que se met en place une activation de la microcirculation sanguine,

qui favorise le drainage de l'eau et des toxines dans le tissu sous-cutané.

Juste après un repas
Le mécanisme de stockage, c'est-à-dire de mise en réserve, dans les cellules graisseuses (adipocytes), des aliments ingérés, sous forme de triglycérides (acides gras), est déclenché par l'insuline. Sécrétée par le pancréas après l'ingestion de sucres, cette insuline joue le rôle d'hormone « en chef ». Chaque repas, chaque collation comportant des sucres (même un fruit, même une « chouquette », même légère) déclenche donc, dans l'organisme, un pic plus ou moins brutal d'insuline, lequel se traduit par un message clair aux cellules : « stockez » ! Ce que le sang contient alors de glucides et de graisses est « pompé » par la cellule, transformé en acides gras (triglycérides) qui viennent se tapir dans les adipocytes. Ce phénomène de lipogenèse est donc activé après chaque prise alimentaire, dans des proportions différentes selon la richesse du repas et sa richesse en sucres ! Plus le taux de sucre sanguin s'élève, plus la réponse insulinique est forte, et donc… plus on stocke !

À distance d'un repas
Le pic d'insuline est un phénomène transitoire. Environ 1 heure après le repas, l'insuline commence à redescendre. Quand elle est basse et que l'organisme n'est plus alimenté pendant un certain temps, le corps enclenche, à l'inverse, un phénomène de lipolyse (dégradation et utilisation des graisses), pour se fournir en « carburant ». Les adipocytes vont alors libérer leurs acides gras dans la circulation sanguine,

où ils seront dégradés pour fournir de l'énergie immédiatement utilisable... Rappelons que les graisses, ou lipides, bien qu'indispensables, sont les nutriments qui apportent le plus de calories à l'organisme.

Et, en pratique, ça donne quoi ?

Rien de bien compliqué, vous allez le constater.
- Cela signifie que le matin est un excellent moment pour bouger, maximiser ainsi le processus d'élimination des graisses et donc accentuer la fonte graisseuse... C'est également un bon moment pour appliquer des actifs favorisant la lipolyse (comme la caféine...).
- Si l'on a tendance à avoir de la cellulite et les jambes gonflées (on parle alors de cellulite œdémateuse, car infiltrée d'eau), on a tout intérêt à favoriser le drainage, par des massages appropriés, par exemple. À pratiquer le soir puisque le drainage s'effectue la nuit.
- Un repas (trop) riche sera bien plus facilement stocké le soir que s'il est pris le matin ou le midi ! Il est impératif, au dîner, de freiner l'entrée du glucose dans l'adipocyte pour réduire le stockage des graisses, donc de manger léger, léger...
- Tout grignotage entraînant la sécrétion d'insuline, le corps se met immédiatement en mode stockage, et la lipolyse se bloque... Même « raisonnables », les petits en-cas sont donc rapidement nuisibles pour la silhouette et viennent perturber l'amincissement.

TIC… TAC…
Bien s'alimenter, et à la bonne heure !

Si notre horloge biologique influe sur la température du corps ou la libération de nos hormones, elle conditionne aussi la sécrétion des enzymes nécessaires à la décomposition des aliments en nutriments utilisables, donc l'utilisation qui est faite de ceux-ci.

Pour résumer, un morceau de fromage, un fruit ou une crème au chocolat n'auront pas le même impact selon qu'ils seront avalés le matin ou avant de se coucher, car le corps ne les aura pas utilisés de la même manière ! Le matin, notre corps sécrète surtout des lipases (enzymes chargées de dégrader les graisses), ainsi qu'une petite quantité de protéases, enzymes chargées, comme leur nom l'indique, des protéines. À midi, les protéases sont au top, et les amylases (qui prennent en charge les sucres) s'activent à leur tour. Dans l'après-midi, le corps a besoin d'énergie, donc de sucres – dont il faut se recharger – pour éviter les coups de fatigue. Enfin, le soir, toutes les sécrétions enzymatiques sont à la baisse, ce qui explique pourquoi nous avons tendance à stocker ce que nous mangeons, et avons donc tout intérêt à manger légèrement et digeste.

On se rapproche encore du fameux adage « Un petit déjeuner de roi, un déjeuner de prince et un dîner de pauvre ». Traduisons donc ces découvertes en termes d'alimentation quotidienne.

Que nous faut-il consommer ?

 Pour le petit déjeuner
Des sucres et des graisses, qui apporteront de l'énergie et, rapidement utilisés, ne seront pas stockés. Une touche de protéines est la bienvenue pour leur effet satiétogène.

 Pour le déjeuner
Essentiellement des protéines, ultra-rassasiantes et non stockées, accompagnées de glucides (sucres), soigneusement sélectionnés pour ne pas faire grimper l'insuline aux rideaux… et risquer ainsi de déclencher un stockage particulièrement indésirable. Viande, féculents et légumes seront donc au menu pour ce repas copieux et « dense » !

 Pour le goûter
Des sucres pour recharger les batteries (mais en quantité raisonnable !), quelques bons acides gras végétaux pour « huiler » les rouages cérébraux, et maintenir le cap sur les plans intellectuel et émotionnel.

 Pour le dîner
Le plus léger possible, à savoir, rien de lourd : du « maigre » (poisson, volaille), des légumes, des fruits… Interdit de se surcharger l'estomac.

L'intérêt ? Il est simple : coller au mieux aux besoins naturels de l'organisme et respecter ses cycles évite le stockage !

Pourquoi notre alimentation « moderne » nous fait-elle grossir ?

Parce que nous faisons exactement l'inverse de ce qu'il faudrait ! Et que nous ne respectons absolument pas les besoins de notre organisme ! La preuve…

Nous « oublions » le petit déjeuner, ou nous contentons d'un minimum ultra-sucré (café, tartines de confiture, jus de fruits en bouteille, céréales sucrées ou « fantaisie ») : résultat, dès le réveil, l'insuline est « à bloc ». Conséquence : un coup de fatigue en fin de matinée, des fringales, des grignotages…

À midi, ce n'est pas vraiment mieux ! Sandwich vite avalé, viennoiserie, salade trop légère… nous mangeons souvent trop peu et trop vite, un repas incomplet qui, forcément, ne nous « tiendra pas au ventre » très longtemps…

Et nous « rattrapons » le tout après 17 ou 18 heures, avec des grignotages (encore !) et, dans la très grande majorité des familles, un gros dîner familial riche en viandes, en sauces, en féculents, en fromages, en desserts sucrés… Comme, ensuite, notre seule activité du soir est souvent de nous jeter dans le canapé (et parfois d'avaler gâteaux, chocolats et bonbons devant la télévision), notre corps, naturellement en mode stockage, fait le plein et remplit consciencieusement les adipocytes.

TIC... TAC...
Top chrono, on se bouge !

On le dit, on le répète... mais il faut bien que cela « rentre » : pas de minceur sans activité physique ! Celle-ci permet, en effet, d'augmenter nos dépenses énergétiques de façon à brûler nos réserves... donc à nous faire perdre du poids en « déstockant » les graisses. Toute activité est bénéfique, qu'il s'agisse d'aller chercher du pain à pied, de jouer avec les enfants, de monter des escaliers, ou même de jardiner ou de passer l'aspirateur ! Alors que nous avons tous, approximativement, un métabolisme de base identique (c'est-à-dire une dépense naturelle, pour un corps au repos), de l'ordre de 1 200 à 1 500 calories par jour, le sport, lui, fait la différence et peut, au prix de quelques efforts modérés, faire grimper nos dépenses de 300 ou 400 calories par jour, ce qui est énorme... et rapidement visible sur la balance comme dans le miroir !

Pour résumer

Le sport, c'est bon pour…

- Tonifier l'ensemble de la silhouette
- Préserver la masse musculaire (si on ne l'entretient pas, elle fond !) ainsi que le capital osseux, indispensable pour bien vieillir
- Augmenter nos dépenses et ainsi obtenir et conserver un poids de forme
- Déstocker nos graisses de réserve
- Sculpter les zones critiques et dessiner sa silhouette
- Préserver notre santé (cœur, cholestérol, tension artérielle, etc.)
- Améliorer notre résistance au stress, donc limiter les risques de grignotages compulsifs compensatoires
- Lutter contre la prise de poids liée à l'âge et maintenir sa ligne quand on a perdu quelques kilos

Mais, quand, exactement ?
Parce que la cellule graisseuse, elle aussi, est soumise aux rythmes naturels, il faut profiter des moments où elle est le plus disposée à déstocker facilement son capital graisseux !

Les bons moments

Le matin entre 7 heures et 8 heures
Le cortisol, hormone impliquée dans le réveil, est à son top, tout comme l'adrénaline et la noradrénaline, qui envoient des signaux à l'adipocyte. C'est donc le

matin à jeun, l'estomac vide, que le corps brûle le plus de calories. Certes, avant le petit déjeuner ce n'est pas forcément le plus facile et pratique, mais on peut dans ce cas décomposer son premier repas du matin : prendre une collation légère (thé sans sucre, fruit frais) pour ne pas être complètement à jeun et risquer l'hypoglycémie mais ne pas non plus se sentir repu ensuite, bouger, puis terminer son petit déjeuner… On peut parfaitement pratiquer une activité douce, comme la marche, tout simplement. Autre possibilité, aller travailler à pied ou à vélo !

En fin de matinée
Juste avant le déjeuner, faire du sport peut être une très bonne idée. Là encore, on peut croquer un fruit, ou quelques fruits secs, pour se donner de l'énergie avant l'effort. Autre avantage, après un exercice physique (surtout d'endurance), on a rarement envie d'un hamburger + frites + soda + brownie, mais plutôt de plats « sains » et naturels.

Vers 18 heures (19 heures maximum)
Le sport aide alors autant à brûler des calories qu'à se vider la tête après une journée de travail ! Libérer son stress et expulser ses tensions avant de rentrer à la maison, quelle bonne idée… tant pour l'ambiance familiale que pour se préparer à une bonne nuit de sommeil !

Et après un repas ?
Vous aimeriez bien éliminer immédiatement ce que vous venez d'avaler ? N'y comptez pas vraiment. En effet, après les repas, l'insuline grimpe pour réagir à l'inges-

tion de glucides (sucres). Elle active alors la PDE (ou phosphodiestérase), une enzyme qui inactive la lipolyse (dégradation des graisses). Il est donc quasi inutile de faire de l'exercice juste après manger, quand le « mécanisme insuline » bloque la lipolyse : c'est à distance des repas qu'il faut se bouger, pas en pleine digestion !

Quel type d'exercice ?

C'est établi : faire 5 minutes de corde à sauter intensive, qui vous laisse pantelant et le cœur à 200 pulsations par minute n'est d'aucun intérêt pour la lutte contre les kilos superflus. C'est à la fois violent pour le corps et inefficace. Au contraire, pour mincir, il faut choisir ce que l'on appelle un sport d'endurance ou « de fond » : d'intensité moyenne, pendant 40 minutes (strict minimum) afin de brûler les graisses et non plus les sucres. Un rythme moyen permet de ne pas s'épuiser, donc de pratiquer plus longtemps afin de « taper dans les réserves » graisseuses.

Vous pouvez marcher, courir, nager, faire du vélo (ce sont des sports « de fond » reconnus pour leurs bienfaits sur le poids, la silhouette, le stress et le système cardio-vasculaire), mais aussi danser, faire de la gymnastique douce, du yoga, du roller en balade, de l'escalade… L'important est de varier les activités pour ne pas s'ennuyer et faire travailler l'ensemble du corps. Chaque année, on découvre de nouvelles disciplines que vous pouvez – au moins – tenter : Zumba, Pilates, fly-yoga, kick-boxing, marche nordique, aquacycling… Impossible de ne pas trouver une activité qui vous fasse plaisir et du bien.

Comment l'exercice physique délocalise-t-il le gras ?

L'activité physique « mobilise » les lipides (graisses), plus précisément les acides gras stockés au cœur de la cellule graisseuse (le fameux adipocyte). Cette mobilisation, ainsi que la dégradation des graisses (lipolyse) qui l'accompagne, sont sous le contrôle de deux hormones (des « catécholamines ») : l'adrénaline et la noradrénaline. Ces substances, dont la libération est augmentée pendant l'activité physique, contrôlent – via l'activation de récepteurs de la membrane de l'adipocyte – deux protéines essentielles à l'activation de la lipolyse : la périlipine et la lipase hormono-sensible.

Il est donc établi que bouger entraîne la fonte des graisses.

Récemment, autre découverte de taille : le cœur joue lui aussi un rôle actif dans ce processus de lipolyse ! D'après les travaux de Max Lafontan, grand expert de l'obésité (Inserm, 2004, voir Références bibliographiques), les fibres musculaires du cœur fabriquent des peptides (dits « natriurétiques ») capables, lors d'un exercice physique d'endurance, d'agir directement sur des récepteurs de l'adipocyte, et d'activer alors la lipolyse, avec la même ampleur que les catécholamines.

Encore une question de timing...

Que se passe-t-il quand les acides gras sont libérés hors de l'adipocyte ? Ils se retrouvent tout simplement dans la circulation sanguine et sont, soit brûlés par les muscles (grâce à des « micro-usines » énergétiques présentes au cœur de chaque cellule, les mitochondries), soit renvoyés dans leur tanière… c'est-à-dire dans les adipocytes ! Voilà pourquoi il ne suffit pas de « dégraisser les cellules » (par exemple grâce aux actifs efficaces contenus dans les crèmes amincissantes, comme la caféine), il faut AUSSI les utiliser immédiatement comme carburant afin de les éliminer pour de bon ! En pratique, cela signifie que, si on ne fait pas d'exercice en temps et en heure, les graisses sortent de leurs cellules, mais retournent s'y pelotonner à la première occasion ! Ces sacrés adipocytes se re-remplissent alors à vue d'œil (ou presque…), et l'effet amincissant est nul !

La petite info

- Le tissu graisseux (masse grasse) représente 15 à 20 % du poids d'un homme, et 20 à 25 % de celui d'une femme.

- Les cellules adipeuses peuvent s'hypertrophier (grossir démesurément), jusqu'à représenter 200 fois leur taille. Pire… quand elles ont atteint leur taille maximale, et ne peuvent plus stocker de graisses, elles sont capables d'inciter d'autres cellules, appelées « pré-adipocytes », à se transformer en adipocytes pour pouvoir stocker elles aussi !

La petite info

Les pesticides, les additifs alimentaires, les colorants, les perturbateurs endocriniens et autres joyeusetés retrouvées dans un grand nombre d'aliments industriels semblent avoir un effet néfaste sur la lipolyse, en la freinant. Une raison de plus pour s'alimenter de la façon la plus naturelle possible, réduire voire supprimer les aliments industriels et produits manufacturés et pour préférer des aliments bio.

TIC... TAC...
Pourquoi bien dormir fait mincir...

Le sommeil permet au corps de se reposer et de recharger ses batteries. Mais on sait aussi qu'il intervient dans de nombreuses fonctions vitales, ainsi que sur le poids, et c'est bien ce qui nous intéresse ici ! En effet, c'est pendant le sommeil que sont synthétisées un grand nombre d'hormones essentielles, impliquées dans le métabolisme énergétique, la sensation de faim et de satiété, et les mécanismes de stockage...

Cela fait maintenant plusieurs années que les spécialistes ont démontré la relation directe entre une courte durée de sommeil et l'indice de masse corporelle (IMC, sorte de marqueur du poids en fonction de la taille et révélateur de la corpulence) : moins on dort, plus on grossit, c'est prouvé. Tout s'explique... par nos hormones, comme d'habitude ! Un manque de sommeil augmente la concentration de ghréline (une hormone qui stimule l'appétit et la production de graisse, favorisant donc la prise de poids), et diminue celle de leptine (impliquée, à l'inverse, dans la satiété).

L'effet sur d'autres hormones est également aujourd'hui démontré médicalement :
• *L'hormone de croissance (qui existe encore chez l'adulte !) est moins fabriquée* quand le temps de sommeil diminue. Or, cette hormone influe sur la masse grasse.
• *La privation de sommeil ou l'insomnie perturbent la sécrétion de cortisol* et provoquent une augmentation trop précoce du taux de celui-ci, qui a un impact sur la faim, l'insulinorésistance et l'obésité abdominale.
• *Pendant la nuit, la consommation de glucose par le cerveau diminue.* L'insomnie ou le manque de sommeil perturbent ce mécanisme de régulation de la glycémie, avec pour effet d'augmenter encore l'effet du sommeil sur la faim et la satiété.
• *Enfin, un manque de sommeil provoque une augmentation des marqueurs pro-inflammatoires sanguins,* lesquels jouent un rôle dans l'état inflammatoire qui caractérise l'obésité.

Les kilos s'accumulent alors insidieusement. Une étude a même estimé l'impact des mauvaises nuits à un bonus de 300 calories par jour ! Sans compter le fait que, fatigué par de mauvaises nuits, on risque de réduire ses activités physiques de la journée et, pire, de grignoter simultanément gras et sucré pour se donner un coup de fouet, ce qui favorise là encore la prise de poids, principalement sous forme de graisses corporelles essentiellement.

Ainsi, en condition de réduction de sommeil, il a été démontré scientifiquement que la faim est augmentée de 24 % et l'appétit pour les aliments riches (sucres et graisses) est accru de 30 %.

Les derniers chiffres des relations entre sommeil et alimentation

(étude INSV/MGEN « Sommeil et Nutrition », mars 2015)

- Le risque d'obésité en cas de manque de sommeil est augmenté de 34 % chez la femme et de 50 % chez l'homme.

- Parallèlement, le risque d'insomnies chez les femmes obèses est plus élevé de 43 % par rapport aux femmes non obèses.

- Chez les obèses, le risque d'hypersomnolence est multiplié par 2 (au moins).

- Les insomniaques consomment moins de fruits et légumes et plus de viande que les personnes n'ayant pas de problème de sommeil.

- Les insomniaques ont plus tendance aux grignotages nocturnes.

Sommeil : en chute libre

Le problème est si crucial qu'aux États-Unis, la réduction du temps de sommeil semblerait jouer un rôle dans la flambée de l'obésité. Conclusion : pour bien mincir, il faut dormir suffisamment !

> ## La petite info
> ### Économie d'énergie
> 80 kcal/heure : c'est l'énergie dépensée en dormant... contre 95 kcal/h si on est assis sans rien faire, mais qu'on reste éveillé !

Malheureusement, pour beaucoup de gens, le sommeil est devenu une denrée rare. D'ailleurs, nous dormons en moyenne 2 heures de moins, par nuit, qu'au début du siècle ! Un quart des Français déclarent dormir 6 heures ou moins par nuit, 45 % se plaignent de nuits trop courtes et 9 sur 10 souffrent plus ou moins régulièrement de troubles du sommeil ! Conséquence, 9 à 10 % prennent régulièrement des hypnotiques pour sombrer dans les bras de Morphée et 4,5 millions de personnes souffriraient de somnolence diurne, laquelle est impliquée dans 20 % des accidents de la route ! On estime que la somnolence diurne excessive affecterait 2,5 millions de sujets et constituerait une des causes conséquentes d'accidents sur la route, mais aussi au travail et même à la maison. Beaucoup seraient prêts à payer très cher pour dormir plus... ou mieux !

Le mauvais sommeil est un problème devenu si important que les pouvoirs publics se sont penchés sur la question. Un rapport officiel, remis en décembre 2006 et dressant un bilan du sommeil des Français, a été réalisé par un panel de très nombreux experts et a donné lieu à des recommandations.

Vous pouvez obtenir informations et conseils pratiques de spécialistes sur le site http://www.institut-sommeil-vigilance.org/

Mauvais sommeil : souffrez-vous d'apnées ?

Favorisées par le surpoids, les apnées du sommeil (véritables blocages respiratoires qui perturbent fortement la nuit en occasionnant des micro-réveils et mettent la santé en danger) passent souvent inaperçues des personnes qui en souffrent ! On estime ainsi que ces mini-asphyxies affectent 10 % des adultes (au total, près de 2,5 millions de personnes) mais, sur 10 « apnéiques », 9 sont des malades qui s'ignorent ! Dans 81 % des cas, le dormeur souffre de surpoids (dont 51 % sont obèses) et l'on retrouve une hypertension artérielle (HTA) dans près de 6 cas sur 10. Les messieurs sont 2 à 4 fois plus concernés (surtout après 50 ans) que les femmes, mais celles-ci, surtout après la ménopause, ne sont pas épargnées. Une campagne de sensibilisation du public et des professionnels a été lancée en 2007 pour mieux informer et dépister les patients touchés, et les pousser à se traiter, car les apnées augmentent le risque cardio-vasculaire par déficit d'oxygénation du cerveau (hypoxie).

Souffrez-vous d'apnées ?

(Test médical proposé par le site www.syndrome-apnee-sommeil.fr)

- Avez-vous le sentiment d'être fatigué au réveil, même après avoir dormi 8 heures ?
- Ronflez-vous ?
- Votre conjoint a-t-il remarqué que vous arrêtiez de respirer en dormant ?
- Vous sentez-vous somnolent pendant la journée ?
- Vous sentez-vous facilement irritable ?
- Éprouvez-vous des difficultés à vous concentrer ?
- Souffrez-vous d'hypertension artérielle ?

Si vous répondez oui à plus d'une de ces questions, vous pourriez présenter un risque d'apnée du sommeil. Allez faire le test sur le site pour l'imprimer, et emportez-le chez votre médecin traitant pour faire un bilan plus précis et obtenir un diagnostic.

Un sommeil « en boucles »

On le sait depuis longtemps, le sommeil fonctionne lui aussi par cycles : chacun dure entre 1 et 2 heures, et chaque nuit voit se succéder entre 4 et 6 cycles, en ordre immuable. Seule la proportion de chaque type de sommeil peut évoluer au cours de la nuit. Entre chaque cycle, nous nous éveillons, plus ou moins souvent, avant de replonger aussitôt… normalement !

Le sommeil se décompose en cycles

Le sommeil « lent » est le premier à se mettre en place. Léger au début (stades 1 et 2, qui représentent près de la moitié du temps de sommeil total de la nuit), il devient ensuite profond (stades 3 et 4, soit 25 % du temps de sommeil).

Le stade 1 est un état de transition entre veille et sommeil : les yeux se ferment, les muscles sont encore un peu tendus, le réveil est très facile.

Le stade 2 est encore léger, mais le cerveau fonctionne au ralenti, les mouvements oculaires se raréfient et les muscles se détendent légèrement.

Aux stades 3 et 4, qui correspondent au sommeil lent profond, le cerveau est profondément ralenti, les muscles sont au repos, les yeux immobiles, le corps récupère véritablement, essentiellement de sa fatigue physique, et il est très difficile (et pénible) d'être réveillé.

Ensuite, vient le sommeil paradoxal (25 % environ du temps) : le cerveau redevient actif, les yeux bougent rapidement derrière les paupières, mais tout le corps est paralysé et les muscles sont inertes : c'est le moment du rêve, et de la récupération psychique.

C'est ensuite la fin du cycle, avec un microréveil (généralement totalement oublié le lendemain matin). Si les cycles se succèdent toujours de façon identique, la durée de chaque type de sommeil varie au cours de la nuit. Pendant la première partie, le sommeil profond est plus important, et plus la nuit avance, plus le sommeil paradoxal devient prépondérant.

Mieux dormir, c'est souvent simple…
Naturellement, notre corps se programme pour le sommeil : certaines sécrétions d'hormones ralentissent, certaines fonctions vitales (la digestion, par exemple) également… Quelque temps avant de dormir, la température corporelle diminue. Ce besoin naturel du corps est essentiel et doit être respecté sinon poids, santé et mental en souffrent rapidement ! Nous croyons bien faire, en faisant du sport, en buvant des litres de tisanes de plantes ou en prenant des bains, en somnolant devant la télé (3 heures en moyenne par jour selon les sondages)… Pourtant, nous commettons bon nombre d'erreurs…

Soignez votre sommeil

Vous dormez mal ? Si vos difficultés ont pour cause des erreurs d'hygiène de vie, l'avantage de ce régime « chrono » est que vous allez pouvoir les corriger et, ainsi, beaucoup mieux dormir rapidement ! En effet, tout votre organisme va se programmer à un sommeil de meilleure qualité grâce à 4 atouts essentiels :

1. Des moments de relaxation et de sport (pour décharger ses tensions)
L'objectif est de se détendre pour faciliter l'endormissement. Le sport, en fin de journée, offre un sas de décompression, mais pas trop tard pour ne pas perturber la baisse de la température corporelle, qui joue un rôle

de synchronisateur essentiel : essentiel pour se libérer, se défouler, puis se sentir parfaitement apaisé pour la soirée (et la nuit !).

2. Une alimentation légère le soir (pour éviter qu'une digestion difficile ne vienne perturber l'endormissement)

Vous dînez essentiellement de légumes et de protéines (qui vont favoriser la sécrétion de sérotonine, une hormone du sommeil et de la détente), de fruits et de laitages maigres. Résultat : vous vous couchez rassasié, mais pas lourd, la nuit est paisible… et vous avez faim le lendemain matin ce qui est une excellente nouvelle !

3. Une heure de coucher optimale

Entre 22 et 23 heures, c'est l'idéal, à vous de voir à quelle heure exactement vous avez tendance à piquer du nez (et de combien d'heures de sommeil vous avez besoin). Quand on se couche au bon moment, on s'endort bien !

4. Des horaires réguliers

On l'oublie très souvent, mais si le corps est une horloge, mieux vaut éviter de la contrarier. Ainsi, par exemple, décaler ses horaires vient perturber le sommeil. Si vous profitez de longues grasses matinées le week-end alors que vous vous levez tôt en semaine, vous désynchronisez votre organisme ! Car il faut savoir que celui-ci se cale, non pas sur votre heure de coucher, mais sur celle du réveil. Il est donc impératif de vous lever approximativement à la même heure tous les jours… Pourtant, 73 % des femmes et 67 % des hommes sont des adeptes de la « grasse mat' » et seulement 11 % des femmes sont levées avant 9 heures le week-end selon un récent sondage (*Étude Opinion Way* pour B&B hôtels, juillet 2008). Accordez-vous 1 heure de plus, maximum… On ne peut demander au corps de s'habituer à des horaires « abracadabrants », d'autant que, avec l'âge, le sommeil « s'adapte » de moins en moins et se fragilise.

Bien dormir pour mieux maigrir

Chouchouter vos nuits vous aidera à perdre du poids pus efficacement et plus harmonieusement !
En effet, une étude a montré qu'un déficit de sommeil, chez des personnes au régime, augmentait la perte de masse musculaire de 60 % et réduisait de 50 % celle de masse grasse : exactement l'inverse de l'effet recherché !

Qui dort, dîne… tôt !

L'horaire est « adaptable » selon les familles (tout le monde ne peut pas dîner à 19 heures), mais le repas doit impérativement être terminé 2 heures au moins avant le coucher. Si vous vous couchez habituellement vers 22 heures, dînez à 19 h 30 maximum… Cela vous laissera une bonne et longue soirée, et l'endormissement ne sera pas perturbé par la digestion.

Le truc qui sauve dans la journée : la sieste

Sur le plan scientifique, les bienfaits de la sieste sont désormais établis ! D'ailleurs, selon le rapport officiel de 2006 sur le sommeil (cité plus haut), les entreprises qui ont fait l'essai de la « sieste au bureau » (comme beaucoup de Japonais qui se doivent d'être très productifs et sont des acharnés du boulot) ont remarqué des résultats « sensibles sur le sentiment de bien-être, la disponibilité, la qualité du travail et même la réduction de l'absentéisme ». Cela mène le gouvernement à lancer une expérimentation avec des entreprises pour mettre en place des mini-siestes, évaluer leurs impacts sur les sociétés et les salariés, et ses résultats concrets. Affaire à suivre…

De toute façon, après le repas, notre corps aspire naturellement au sommeil. Physiologiquement, nous subissons une baisse de vigilance après le déjeuner, entre 13 et 15 heures. C'est ce que les spécialistes appellent « une porte du sommeil » : si nous sommes en pleine activité, elle peut passer inaperçue (bien qu'elle provoque une diminution de rendement) mais, si rien ne nous stimule, nous risquons de bâiller, faiblir, piquer du nez… Alors, pourquoi contrarier la Nature ?

Pendant longtemps en France, la sieste a été très mal vue, assimilée à de la paresse. Et pourtant, elle est une institution dans beaucoup de pays ! Nos amis espagnols, portugais et italiens la pratiquent régulièrement et, au Japon, l'article 49 de la Constitution chinoise de 1949 revendique le droit pour chaque travailleur à la sieste ! Cela fait bien longtemps que, dans les entreprises japonaises, des espaces spécifiques, confortables et insonorisés, sont créés pour le repos des salariés, lesquels peuvent sans aucune difficulté « piquer un petit roupillon » dans leur bureau, entre deux dossiers, sans que nul ne s'en offusque ! Les grandes entreprises (Apple en tête, dès… 1990 !) s'y risquent enfin en France, et s'en félicitent. Normal puisque la sieste éclair (car il ne s'agit pas de dormir deux heures au bureau !) augmente la vigilance et les performances des salariés… On travaille mieux quand on est frais et reposé qu'en bâillant de fatigue !

La petite info

La sieste bonne pour le cœur !

Selon une étude menée en Grèce pendant 6 ans sur près de 24 000 salariés, ceux qui « siestent » quotidiennement (même seulement ½ heure) verraient leur risque de maladie coronarienne réduit de 37 %, et ceux qui s'y adonnent plus occasionnellement, de 12 %. Selon les chercheurs, cela s'expliquerait par une réduction du stress. À vous de convaincre votre patron !

Une sieste qui rapporte…

À Paris, mais aussi dans de grandes villes françaises comme Lyon, la sieste est devenue la nouvelle activité « hype ». Résultat : régulièrement de nouveaux « espaces sieste » sont créés à cet effet, afin d'accueillir, à l'heure du déjeuner, des salariés épuisés désireux d'une parenthèse de repos salvateur. Lits ou fauteuils de relaxation, cocons douillets, ambiance relaxante et parfumée, plateaux-repas et boissons : la sieste version luxe (et pas toujours bon marché !) devient un nouveau marché santé, particulièrement rentable !

Choisissez votre sieste !

Tout dépend de l'endroit où vous êtes, de vos besoins et du temps dont vous disposez. À vous de voir !

En 2 à 5 minutes : la « sieste flash »

Idéale au bureau, elle ne consiste pas en un temps de sommeil proprement dit, mais plutôt en une pause de détente et de relaxation, pour recharger ses batteries. En pratique, trouvez une position confortable (par exemple, bras croisés sur le bureau et tête reposant dessus), fermez les yeux quelques minutes en faisant le vide dans votre esprit, et en vous laissant complètement aller à une douce somnolence. Vous allez naviguer entre la veille et le sommeil léger, tout en restant en contact – de loin – avec le monde extérieur : si quelqu'un vous dérange, il ne vous réveillera pas vraiment et vous réagirez instantanément. La détente est réelle (le cerveau produit des ondes dites « alpha », typiques de la relaxation), vous émergerez en pleine forme, véritablement ressourcé, et pourrez repartir pour une seconde journée de labeur !

En 10 à 20 minutes : la « sieste-parking »

À pratiquer dans un endroit calme (où vous pourrez vous allonger), elle est recommandée quand vous sentez une baisse d'énergie. Elle est parfaitement adaptée aux longs trajets en voiture puisqu'elle peut s'effectuer sur une aire d'autoroute, d'où son surnom !

C'est une sieste courte, de 20 minutes maximum, pour rester en sommeil léger sans atteindre le sommeil profond (sinon, le réveil serait difficile). Où qu'on la fasse, pas question de se mettre au lit en pyjama ni dans le noir, au risque de s'endormir profondément. Allongez-vous (sur un canapé par exemple), retirez vos chaussures si vous le souhaitez, fermez les yeux, et laissez-vous somnoler. Avant de « partir », vous aurez pris soin de mettre un réveil 20 minutes plus tard, si possible avec une alarme agréable pour un atterrissage en douceur.

TIC... TAC...
Du temps
pour prendre soin de soi

De l'utilité des crèmes...
et de leur timing !

Après en avoir attendu des miracles sans les accompagner du moindre changement alimentaire (d'où de grosses déceptions), on a enfin compris l'intérêt des crèmes minceur : donner un coup de pouce, un vrai ! Les spécialistes (dont le Docteur Max Lafontan, chercheur Inserm spécialiste international de la cellule graisseuse) reconnaissent que les soins cosmétiques participent d'une démarche globale, indispensable en matière de minceur : on surveille son alimentation, mais aussi, on se fait du bien, au physique comme au moral. Rien d'étonnant quand on sait que 32 % des femmes veulent mincir avant tout pour se plaire à elles-mêmes, et que 39 %, pour y arriver, estiment nécessaire de préserver leur plaisir (étude Gerlinéa/Ifop, janvier 2007) ! Le magazine *60 millions de consommateurs,* qui avait innové avec de vrais essais comparatifs en 2004 et 2005 sur 200 patientes, est parvenu aux mêmes conclusions, se demandant même si certains produits actifs ne méritaient pas, étant donné leur réelle efficacité, d'être considérés comme des « médicaments » et non plus de simples cosmétiques. Donc, ça marche... à condition de ne pas croire au miracle, et de ne pas se dispenser d'une alimentation équilibrée et d'un minimum (voire d'un maximum) d'activité physique, mais ça, vous le saviez déjà, n'est-ce pas ? Pour choisir, il faut faire comme, justement, avec un médicament : bien choisir en fonction de ses problèmes spécifiques (taille épaissie, problèmes circulatoires, peau distendue...), s'appuyer sur des actifs connus, éviter les effets de mode ou les produits trop exotiques, surveiller les études et résultats affichés et opter pour un produit agréable, car cela participe largement à l'efficacité puisque vous serez plus assidue... non, assidu, car les messieurs aussi ont aujourd'hui leurs crèmes, ciblées sur leur principale « zone à risques », le ventre ! Et quand vous choisissez, n'hésitez pas à opter pour des crèmes « classiques », présentes sur le marché depuis plusieurs années (ce qui prouve que les femmes les plébiscitent et leur sont fidèles... gage de réussite), au lieu de préférer systématiquement les nouveautés.

Les vrais bénéfices

Une peau plus belle
Il est toujours difficile d'évaluer clairement l'effet d'une crème par rapport à celui du massage proprement dit. Toutefois, de nombreux actifs permettent

de redonner de la fermeté, et compenser le relâchement, de tonifier l'épiderme, d'adoucir et de lisser la peau. Le rétinol, la Centella asiatica, les protéines de blé, la vitamine C, la crélastine figurent actuellement parmi les actifs phares.

Une silhouette affinée
Même si on ne peut leur demander de faire fondre les petits bourrelets comme neige au soleil, les crèmes contenant des actifs lipolytiques sont capables de faire sortir les acides gras stockés dans les adipocytes grâce à des actifs comme la caféine (sans doute l'actif le plus puissant en son genre), le cacao, la L-carnithine.

De la caféine oui, mais... laquelle ?

Actif clé incontournable de la cosmétique minceur, la caféine exerce deux actions majeures : elle est lipolytique (c'est-à-dire qu'elle déstocke les graisses hors des adipocytes) mais aussi, elle limite le stockage des nouvelles graisses.

Toutefois, il faut certaines conditions pour que cette caféine soit efficace. Elle doit en effet réussir à traverser toutes les couches de la peau afin d'atteindre les adipocytes tapis dans l'hypoderme (c'est-à-dire la couche la plus profonde). Pour cela, elle doit être bien solubilisée, et véhiculée par des transporteurs qui l'aident à franchir la barrière cutanée. Malheureusement, la caféine est difficilement soluble. Certains produits du marché emploient de l'alcool comme solvant, mais celui-ci les rend peu agréables à utiliser : forte odeur alcoolisée, texture « gel » peu confortable à l'application et qui peut se révéler irritante et desséchante, et traces blanches quand la caféine est mal solubilisée et qu'elle se cristallise, montrant alors une mauvaise pénétration. Pour avoir des actifs efficaces, il importe donc de regarder non seulement la concentration en caféine de la crème, mais aussi sa biodisponibilité. Pour finir, elle doit si possible être naturelle (donc extraite du café) et non synthétique (ce qui est la règle si le terme « naturelle » n'est pas précisé explicitement sur l'emballage) : vérifiez bien ces données essentielles quand vous choisirez votre produit.

Crème minceur, mode d'emploi...

Quand ?

Le matin est le moment le plus favorable pour déstocker... on ne saurait donc trop conseiller de mettre sa crème amincissante après la douche, avant d'attaquer sa journée. D'autre part, il est impératif de bouger puisque si on reste inactif, les graisses repartent illico dans leurs sites de stockage ! Cette notion favorise également une utilisation en début de journée, et avant toute activité sportive, quand on cherche un effet déstockant.

Enfin, on peut aussi en remettre le soir, au coucher, un moment idéal où l'on a enfin le temps de se masser tranquillement et longuement, pour une meilleure pénétration. La nuit est un moment propice au drainage naturel qui sera ainsi favorisé (en cas de cellulite, de jambes lourdes et de sensation d'œdème).

Donc, pour résumer, dans l'idéal deux fois par jour (matin et soir), mais au minimum le matin, et avant le sport !

Où ?

Sur toutes les zones concernées, bien sûr. On peut parfaitement « mixer » une crème anticellulite sur le bas du corps et une crème fermeté sur le buste et le ventre : c'est mieux de traiter spécifiquement chaque zone, façon puzzle s'il le faut !

Comment ?

De temps à autre (une fois par semaine environ), il est conseillé d'effectuer un gommage, non seulement pour adoucir la peau et chasser les cellules mortes, mais aussi pour améliorer la pénétration des actifs minceur.

Ensuite, des massages sont toujours recommandés, même si la crème pénètre seule, pour stimuler le renouvellement des cellules de soutien (indispensables pour les crèmes « fermeté ») et pour mobiliser les amas graisseux (notamment cellulitiques).

TIC... TAC...
Le temps d'une pause

Mes petites chrono infusions minceur

Rien de mieux que les infusions de plantes ! D'une part, elles permettent de prendre de nouvelles (bonnes) habitudes, à savoir remplacer le café (ou le thé) à outrance par des substances moins énervantes et psychostimulantes. Ensuite, elles obligent à boire, ce qui est essentiel lors d'un programme minceur : cela facilite l'élimination des déchets et toxines accumulés dans l'organisme, et peut aussi calmer les petites fringales. Enfin, préparer sa tisane (éventuellement à l'avance, en la conservant dans un thermos pour l'emporter au bureau), la déguster lentement, par petites gorgées, permet de s'aménager une véritable pause bien-être, à répéter dans la journée…

Qu'en attendre ?
Les infusions ne font pas de miracle (vous ne perdrez pas 2 kilos dans la semaine en en buvant du matin au soir), mais elles permettent de donner un coup de pouce au programme minceur en stimulant les

fonctions d'élimination, de drainage, en relaxant pour mieux dormir, en régulant les envies de sucre, en augmentant la thermogenèse du corps (donc la dépense calorique)... Si vous aimez les tisanes, ce ne sont pas les occasions pour en boire qui vont manquer !

Le petit conseil
N'achetez pas vos plantes n'importe où en vrac, sans aucune autre information qu'une étiquette « camomille » ou « menthe » ne précisant ni l'origine, ni la date de récolte ! Fournissez-vous plutôt en pharmacie, en magasin biologique ou chez un herboriste qui pourra même vous concocter des mélanges sur mesure. Préférez les plantes estampillées « bio » pour éviter les pesticides.

Rangez-les dans un endroit sec et sombre (une boîte en métal type biscuits, par exemple). Inutile d'en acheter en trop grandes quantités, elles perdraient progressivement leurs saveurs. Et si vous avez près de chez vous (ou dans votre jardin, sur le balcon) de la menthe, de la verveine, de la camomille, du tilleul ou toute autre plante, utilisez-les !

Comment choisir ?

À vous de choisir en fonction de vos besoins, du moment de la journée... et de vos goûts ! Une tisane doit flatter le palais, elle ne doit pas être désagréable à boire et devenir un pensum quotidien mais, bien au contraire, être synonyme de plaisir ! Essayez nos recettes, choisissez celles que vous préférez, et buvez-les régulièrement... sans les sucrer, bien sûr !

> ## Préparez votre tisane comme un pro
>
> Utilisez de préférence de l'eau de source (ou filtrée), en respectant les doses et le temps d'infusion : n'en mettez pas trois fois plus que précisé ! Ébouillantez la tisanière avant d'y déposer votre mélange de plantes.

Minceur
- 50 g de feuilles de thé vert
- 50 g de feuilles de cassis
- 50 g de feuilles de myrtille

Laisser infuser 1 c. à c. de ce mélange, pendant 10 minutes, dans 20 cl d'eau frémissante. Filtrez avant de boire. Buvez 2 à 3 tasses par jour (à la place du thé vert par exemple, ou entre les repas).

Anticellulite
- 75 g de feuilles de frêne
- 75 g de feuilles de cassis
- 75 g de feuilles de myrtille
- 45 g de citronnelle

Laisser infuser 1 c. à c. du mélange pour 20 cl d'eau, pendant 10 minutes hors du feu dans une casserole couverte. Filtrer avant de boire.

Digestion sereine
- 20 g de graines de fenouil
- 20 g de graines de coriandre
- 20 g de graines de cumin

- 20 g de graines d'anis vert
- 2 étoiles de badiane écrasées

Faites bouillir à couvert, pendant 10 minutes (décoction) 1 c. à s. de ce mélange dans 20 cl d'eau. Filtrez avant de boire. Buvez 1 tasse après le déjeuner.

Antisucre
- 40 g de feuilles d'olivier
- 20 g de racine de bardane
- 40 g de feuilles de myrtille
- 40 g de fleurs d'hibiscus

Mettez 1 c. à s. de ce mélange dans 20 cl d'eau. Faites bouillir (à couvert) 2 minutes puis infuser 3 minutes. Filtrez. Buvez 2 à 3 tasses par jour dès le matin si vous avez du mal à ne pas grignoter de sucre.

Élimination
- 50 g de feuilles de cassis
- 50 g de feuilles de frêne
- 50 g de feuilles de myrtilles
- 30 g de citronnelle (plante coupée)
- 20 g de fleurs d'hibiscus

Mettez 1 c. à c. de ce mélange pour 20 cl d'eau. Laissez infuser 10 minutes, filtrez. Buvez 1 à 3 tasses par jour à tout moment de la journée. Prendre 1 tasse le soir favorisera le drainage naturel nocturne.

Bonne nuit
- 30 g de racines de valériane
- 30 g de sommités d'aubépine
- 30 g de parties aériennes de passiflore
- 50 de fleurs de tilleul
- 50 g de feuilles d'oranger.

Mettez 1 c. à s. de ce mélange par ½ litre d'eau. Laissez infuser 5 à 7 minutes, filtrez. Buvez 1 tasse au coucher. Si le stress est intense, vous pouvez monter à 3 tasses par jour (mais pas juste avant de vous coucher sinon vous risquez de vous relever plusieurs fois).

Rythmes et médecine ayurvédique

L'*ayurveda* (littéralement, « connaissance globale de la vie » en vieux sanscrit), cette médecine issue de la tradition indienne, se rapproche fréquemment des principes de la chronobiologie. Parce qu'elle s'attache à l'être humain dans sa globalité (on parle de médecine holistique), ses règles et préceptes, souvent d'une incroyable modernité, s'appuient sur une hygiène de vie indispensable à tout équilibre, donc à la bonne santé et à la longévité.

En médecine indienne, on considère que l'être humain naît avec une certaine constitution, une énergie fondamentale animée par les *doshas*. Ceux-ci sont au nombre de trois, issus des cinq éléments fondamentaux : *vatta* (le vent et l'éther), *pitta* (le feu) et *kapha* (l'eau et la terre). Si chaque individu présente un ou deux types prédominants, il réunit toujours en lui les trois doshas dans des proportions différentes, et cet équilibre lui assure santé et vitalité.

Toutefois, des dérèglements liés à l'horloge interne, au mode de vie, aux événements extérieurs, et au fait d'agir trop souvent contre sa vraie nature, perturbent le corps et l'esprit. Les déséquilibres prolongés mènent à la maladie. En tenant compte précisément du type de chacun (déterminé par des questionnaires), de ses fragilités et faiblesses, de ses points forts et qualités, l'ayurveda vise à soigner, mais plus généralement à vivre en harmonie avec soi-même et avec le monde. Les maux chroniques (difficultés d'endormissement, troubles liés au stress, excès de poids), ainsi que les dépendances (alcool, tabac, médicaments) peuvent être soulagés par ces pratiques simples… Parce que la santé est une question d'harmonie générale, l'ayurveda propose des solutions douces.

Une vie proche des rythmes naturels

Les préceptes ayurvédiques s'axent sur la respiration (clef de voûte de la santé et véritable remède qui permet d'oxygéner l'organisme et d'harmoniser les émotions), les massages (en ayurveda, cet art subtil est destiné à rendre le sourire au corps, en facilitant la circulation des énergies, en éliminant les toxines et la fatigue), les mantras (méditation, dont on connaît les vertus sur la santé, établies scientifiquement depuis plusieurs années), mais aussi le rythme de vie et l'alimentation.

Le bon rythme en ayurveda

Il va différer selon les saisons (on en compte 6, et non 4, en médecine indienne), et se cale sur la Nature. On veillera donc à :

- Se lever tôt (idéalement à l'aube) et profiter le matin de l'énergie Vata, tout en légèreté, pour nous activer et nous oxygéner. Le réveil se fera en douceur et on s'accordera quelques secondes pour accepter cette nouvelle journée et lui sourire à l'avance : du positif dès qu'on ouvre les yeux !

- Faire un peu d'exercice physique avant le petit déjeuner. Il participe lui aussi de l'entretien quotidien du corps. Il s'agit d'entretenir ses facultés et de le préserver du vieillissement et des maladies en se renforçant.

- Travailler dans la journée, en s'interrompant pour déjeuner de façon assez copieuse, comme nous y pousse l'énergie Pitta.

- Chasser le stress en fin de journée, en se promenant pour se connecter à la Nature, mais aussi en pratiquant une activité créative, en s'entourant de sa famille et de ses amis...

- Se coucher tôt (en ayurveda, chaque heure avant minuit compte pour deux), et détendu, afin de plonger sans difficulté dans un repos réparateur.

Une alimentation qui a du sens

Les Indiens n'ont pas vraiment d'horaires fixes en matière de repas, ils ne mangent que lorsqu'ils ont vraiment faim. Les repas ne traînent pas en longueur : tout est posé sur la table simultanément. On recommande ensuite quelques pas ou une petite promenade puis... une sieste de 20 minutes environ, couché sur le côté gauche pour ne pas contrarier la digestion.

La nourriture est un remède naturel, à condition de manger en conscience. Les six saveurs (sucré, salé, acide, amer, piquant et astringent) doivent être présentes chaque jour.

Par ailleurs, le repas doit se faire dans le calme car les émotions perturbatrices (stress, colère, jalousie...) dérangent le feu de la digestion (ou agni) qui conditionne la santé... une règle que nous ferions bien d'appliquer nous aussi puisqu'elle permet tout à la fois de manger tranquillement (donc d'éviter d'engloutir trop et/ou trop vite), qu'elle facilite la digestion et qu'elle permet un break utile pour faire chuter le stress.

L'heure et le volume du repas sont également importants : le petit déjeuner, copieux mais sans excès, sera de préférence salé. Le déjeuner doit être le plus gros repas (entre 12 et 13 heures) alors que le dîner se prend léger, en début de soirée si possible (avant le coucher du soleil). Là encore, on « colle » à la chronobiologie !

En bonus

Le petit truc ayurvédique qui sauve

Contre le stress, pour mieux se concentrer, retrouver son énergie, cette respiration est vitale et vous pouvez la pratiquer sans modération aucune !

- Installez-vous confortablement en position assise, la main gauche repose sur votre genou gauche.
- Fermez la narine droite en maintenant le pouce droit sur l'aile du nez. Commencez par l'expiration narine gauche, puis l'inspiration narine gauche. Respirez aussi naturellement que possible, sans forcer.
- Basculez la fermeture en pressant la narine gauche à son tour avec l'annulaire droit. Enchaîner aussitôt avec l'expiration narine droite, puis inspiration narine droite.
- Continuez cette respiration alternée pendant quelques minutes. Terminez en relâchant les doigts et en inspirant par les deux narines ensemble. Vos deux mains sont posées sur les genoux. Fermez les yeux deux minutes pour profiter des bienfaits de l'exercice.
- Parfait aussi pour contrôler le flux de pensées quand on ne parvient pas à dormir.

TIC... TAC...
Un coup de pouce en 5 sec it's time to « snif » ?

Si respirer des huiles essentielles ne vous fera pas maigrir, elles peuvent calmer vos fringales, booster votre énergie, améliorer votre détente et optimiser ainsi vos efforts. Ne vous en privez pas… mais sachez que leur utilisation est si plaisante que vous risquez fort de devenir « huile essentielle addict » !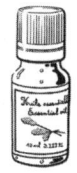

Coup de pouce… petite fringale, envie de grignoter ? Vite, une astuce de pro !*

Au saut du lit

Cap sur le tonus ! Parce que certains matins sont difficiles, ou tout simplement pour se « mettre en condition » avant de partir travailler, les huiles contribuent à chasser la fatigue et vous tonifier.

---

* Extrait de l'ouvrage *Les Huiles essentielles à respirer* (Leduc.s Éditions, de Danièle Festy, spécialisée en aromathérapie).

Lesquelles choisir ?
Diffusez dans l'atmosphère, dès le réveil et pendant une heure, un mélange à parts égales d'huiles de citron, menthe poivrée, basilic et pin sylvestre.

Contre les fringales

Certaines odeurs ont une véritable action coupe-faim, tout en étant gourmandes ! Elles permettent aussi de remplacer le réflexe distributeur par le réflexe « respiration »… 100 % bénéfice !

Lesquelles choisir ?
Mélangez à parts égales, dans un petit flacon, de l'huile essentielle de girofle et de cannelle de Ceylan. Respirez directement le flacon ou posez 2 gouttes sur l'intérieur de vos poignets et plongez-y votre visage pour vous sentir « entouré » par la senteur. À respirer sans modération !

En fin de journée

Au bureau pour chasser le stress, ou à la maison pour se détendre et favoriser le sommeil, les huiles essentielles sont extrêmement efficaces et agréables. En diffuser chaque soir dans votre salon et/ou chambre à coucher vous sera très bénéfique…

Lesquelles choisir ?

Lavande, marjolaine des jardins (ou à coquilles) et camomille romaine, seules ou associées. Le bon mélange à diffuser : lavande (5 ml) + ylang-ylang (3 ml) + vanille (2 ml), pendant 20 minutes dans la soirée.

Comment choisir ses huiles essentielles ?

Achetez des huiles de bonne qualité qui comportent la mention HEBBD (Huile essentielle botaniquement et biochimiquement déterminée), HEBC (Huile essentielle chémotypée 100 % biologique) ou « Huile essentielle 100 % pure, naturelle et chémotypée » : ces trois mentions sont un vrai gage de qualité.

Sachez aussi que toutes les huiles essentielles ne doivent JAMAIS être chauffées au-dessus de 45 °C, sinon elles se dégradent (adieu à leurs pouvoirs thérapeutiques), et peuvent émettre des COV (composés organiques volatiles) irritants et très nocifs pour l'organisme.

Vous pouvez utiliser un diffuseur, soit humide (effet de brumisation), soit sec (effet de nébulisation), tous deux très efficaces et sans danger de pollution intérieure. Ne les utilisez pas en continu, mais plutôt par périodes de 20 minutes à 1 heure pour éviter l'effet de saturation.

TIC... TAC... Mes petits breaks chrono zen

Vous n'avez que très peu de temps ? En 1 à 5 minutes, selon le temps donc vous disposez, faites une pause antistress. Plus de détente = plus de minceur (le stress fait grossir, c'est prouvé) et de joie de vivre !

En 1 minute

Faites le chat
Debout, étirez-vous au maximum en tendant vos bras comme pour toucher le plafond. Puis penchez-vous jusqu'à toucher le sol avec vos mains (descendez le plus bas possible sans plier les genoux), et recommencez 3 fois.

Décontractez vos mâchoires
Pour détendre vos mâchoires contractées, placez vos doigts sur vos joues et effectuez de petits cercles en appuyant fermement, jusqu'à sentir vos joues se ramollir, et vos mâchoires « lâcher ».

En 2 minutes

En boule !
Accroupissez-vous, puis roulez-vous en boule, comme pour rentrer dans un œuf ! Ensuite, dépliez-vous en douceur, vertèbre après vertèbre, lentement. Cela assouplit la colonne vertébrale de haut en bas.

À fond la voix
Hurlez, criez, chantez à tue-tête vos tubes préférés, défoulez-vous tout seul et libérez votre énergie. Vous avez l'air ridicule ? Personne ne vous voit !

Respirez « alterné »
Issue du yoga, cette respiration apaise en profondeur. Posez votre index et votre majeur entre les sourcils, et repliez les autres doigts sur les ailes du nez (le pouce d'un côté, l'annulaire et l'auriculaire de l'autre). Inspirez et expirez 5 fois de la narine droite (annulaire et auriculaire bloquant la narine gauche), puis procédez de même avec la narine gauche (pouce bloquant la narine droite).

Pause-respiration
À l'arrêt dans la voiture, ouvrez la fenêtre. Expirez à fond, puis inspirez en gonflant bien le ventre (la ceinture de sécurité doit se tendre) et ouvrez le thorax en fin d'inspiration. Expirez en rentrant bien l'abdomen, comme si votre ventre allait toucher votre colonne vertébrale. Recommencez 5 fois.

Détente maximale
Debout (dans le métro ou le bus, par exemple), trouvez un point d'appui en hauteur (barres au plafond, par

exemple), et laissez-vous peser, de façon à étirer vos bras au maximum. Alternez les bras, en respirant lentement et profondément.

Détente du haut du corps
Faites des cercles (lents, pour ménager les vertèbres cervicales) du cou, et secouez les épaules. Appuyez à fond sur le bureau devant vous, en étirant et en contractant bien vos bras.

Expulsez…
Agacé ? Expirez l'air à fond en décontractant le plus possible votre bouche. Si vous en ressentez le besoin, secouez vos lèvres et votre tête comme le ferait un chien qui s'ébroue : cela permet « d'essorer les poumons » (c'est une technique issue du Pilates, qui permet d'évacuer les tensions).

En 3 minutes

Au frais, les coudes !
Énervé, en colère ? Remplissez le lavabo d'eau très froide, et trempez-y vos deux coudes, en respirant lentement et régulièrement. Effet apaisant immédiat.

Tête légère
Passez les mains dans vos cheveux, une des mèches que vous tirez pour « décoller la peau » de la surface du crâne : la tête s…

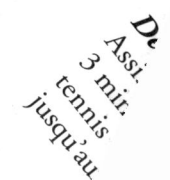

Dos et épaules souples
Placez vos doigts (sauf les pouces) dans la nuque à la base du crâne, et effectuez des petits mouvements circulaires, en descendant le long du cou et des épaules jusqu'en haut du dos. Recommencez plusieurs fois, de haut en bas.

Un corps relax
Allongé sur le sol, bras et jambes en V, inspirez en contractant fort tout votre corps, jusqu'aux muscles du visage, pendant quelques secondes, puis relâchez en expirant fort, mais sans forcer.

En 4 minutes

Massage brûlant
Sous la douche, accrochez la pomme le plus près possible de votre nuque, et laissez le jet bien chaud vous masser les trapèzes…

Jouez à « l'homme préhisto »
Debout, bras ballants vers l'avant, jambes semi-fléchies, balancez-vous d'un pied sur l'autre en laissant aller vos bras et votre nuque, avec un rythme lent et lourd. Tous os muscles se décontractent…

ontractez vos pieds
faites rouler sous votre pied droit, pendant
ites, une petite balle assez dure (type balle de
u même de golf), de la pointe des orteils
talons. Divin… Enchaînez avec l'autre pied.

Décontractez tête et épaules
Assis, massez tout votre cou et votre tête, du haut du crâne au bas des cervicales, en effectuant un mouvement circulaire avec les deux mains, comme si vous vous faisiez un shampooing. Parfait pour se sentir léger…

Faites-vous du bien
Occupez-vous à une activité agréable, même quelques petites minutes : lecture (poésie ou maximes zen, quelque chose de court…), mots croisés, sudoku…

Assouplissez vos mains
Massez vos mains avec de la crème. Cela permet de faire une pause agréable. Veillez particulièrement à bien masser tous les doigts et le creux de la paume. Laissez votre esprit vagabonder pendant cet automassage…

En 5 minutes

Endormez-vous tranquille
Allongé, détendez votre visage : mâchoire, paupières… Choisissez en pensée une image agréable et neutre (paysage), et « contemplez-la ». Étirez-vous à fond, puis desserrez peu à peu vos muscles. Une seconde fois, essayez d'avoir la sensation que vos bras et jambes s'enfoncent dans votre matelas. Gardez la position, conservez votre image, respirez doucement… vous vous endormez.

Faites silence
Téléphone coupé, dans une pièce calme, asseyez en tailleur, restez immobile, et… chut, pas u' Écoutez et profitez du silence.

Massage intérieur
Choisissez un groupe de mots ou de sons (« il fait beau ») et répétez-les pendant 5 minutes comme une prière, un mantra. Au départ, vous allez avoir conscience de ce que vous dites mais, après quelques minutes, vous allez cesser de penser : les mots « vident » la tête.

Assouplissez votre ventre
Votre ventre est contracté, tout dur à cause du stress ? Massez-le doucement, puis de façon de plus en plus appuyée pour le dénouer, toujours dans le sens des aiguilles d'une montre, avec le plat de la main. Réchauffez bien vos mains avant de commencer en les frottant l'une contre l'autre. Vous pouvez utiliser une huile (lavande, par exemple, parfaite pour calmer), chauffée quelques secondes dans vos mains pour un plus grand confort.

Plus de temps ?

Écoutez de la musique.
Écrivez votre journal.
Tricotez, brodez...
Coloriez ou dessinez.
Méditez, allez vous promener...
Tout ce qui vous fait plaisir, vous calme, vous absorbe et vous évade est bénéfique pour acquérir de la sérénité au quotidien, et voir la vie sous un autre angle.

En détail…
Ma gym matinale

Rien que 4 petits exercices par jour… ce n'est pas grand-chose, mais, effectués régulièrement, ils vont vous permettre de tonifier votre silhouette, de redessiner vos muscles et de vous assouplir : vous vous sentirez mieux dans votre « enveloppe », comme « dérouillé ». Un petit travail quotidien 100 % bénéfique ! Et puis, si vous y prenez goût, vous pouvez rallonger vos séances, augmenter le nombre d'exercices ou de répétitions pour chaque exercice : vous concocter une séance de 8 exercices pendant 30 minutes, par exemple ! Nous, nous ne vous conseillons que le « minimum syndical », si vous pouvez et avez envie de faire mieux, ne vous privez surtout pas !

Parmi ces exercices, choisissez ceux qui vous plaisent, ou qui sont axés sur vos zones « critiques », nous vous les avons indiquées. Vous pouvez donc vraiment vous faire des séances « sur mesure ». Vous pouvez changer tous les jours d'exercices, ou au contraire travailler intensément une même zone (le ventre, par exemple) pendant tout votre programme : liberté d'action totale, c'est vous qui décidez !

Pensez juste à vous procurer un matelas (moins de 10 € dans tous les magasins de spo besoin de rappeler qu'on ne fait JAMAIS ses exercices sur son lit ? Non ? Tant mieux, vous savez tout !

Fesses
Exercice 1
À quatre pattes, bras écartés à la largeur des épaules, reposez sur vos avant-bras. Tendez la jambe droite vers l'arrière dans le prolongement du corps (genou bloqué, fesse contractée, pointe de pied tendue), et faites de petits relevés de jambe vers le haut (une quinzaine de centimètres), puis dessinez, toujours avec le pied, de petits cercles dans un sens, puis autant dans l'autre sens.

Reposez la jambe, enchaînez avec la jambe gauche.
Soufflez 30 secondes entre chaque série.

À quel rythme ?
Semaine 1 : 20 relevés, 20 cercles de chaque côté.
Semaine 2 : 30 relevés, 30 cercles de chaque côté.

Exercice 2
Debout, pieds écartés de la largeur du bassin, en appui sur les pointes de pieds. Les avant-bras sont fléchis selon un angle de 90 degrés. Alternez une succession rapide de relevés de genou droit et genou gauche. Montez-les au minimum à la hauteur du bassin. Les bras alternent en même temps.

Soufflez 15 secondes entre chaque série.

À quel rythme ?
Semaine 1 : 5 fois 10 secondes.
Semaine 2 : 5 fois 20 secondes.

Exercice 3

Debout, en appui sur le pied droit uniquement, jambe légèrement fléchie. Un bâton (manche à balai !) dans la main droite vous assure l'équilibre. La jambe gauche est tendue, pointe de pied tournée vers l'intérieur (en direction du pied droit). Le dos est droit et dans le prolongement de la jambe droite. Durant une inspiration, élevez la jambe gauche sur le côté en restant dans le même plan que la jambe droite ; expirez en la redescendant, sans poser le pied.

Faites la totalité de vos répétitions sur une jambe, puis l'autre.

Soufflez 10 secondes avant d'attaquer une autre série.

À quel rythme ?
Semaine 1 : 5 fois 10 répétitions de chaque côté.
Semaine 2 : 5 fois 15 répétitions de chaque côté.

Jambes

Exercice 4

Adossez-vous à un mur, dos bien calé. Descendez vos fesses pour vous asseoir, comme sur une chaise, les cuisses à l'équerre des mollets et le dos droit, bien collé au mur. Tenez le plus longtemps possible.

Soufflez 30 secondes puis recommencez, cette fois avec les jambes un peu écartées et les pieds en danseuse (talons joints, orteils vers l'extérieur), pour faire également travailler l'intérieur des cuisses.

À quel rythme ?
Semaine 1 : tenez 2 fois 20 secondes.
Semaine 2 : tenez 2 fois 30 secondes.

Exercice 5
Allongé sur le dos, pubis basculé et dos plaqué au sol, jambes à la verticale, serrées. Croisez les cuisses (la droite devant, la gauche derrière puis inversement), puis ouvrez les jambes le plus possible, et enchaînez des ciseaux sans vous arrêter. Vous pouvez vous aider à garder le dos bien plaqué en mettant les mains sous vos fesses.

Soufflez 30 secondes entre chaque série.

À quel rythme ?
Semaine 1 : 3 séries de 10 ciseaux.
Semaine 2 : 3 séries de 20 ciseaux.

Exercice 6
Allongé sur le dos, pubis basculé, jambes repliées. Levez les jambes à la verticale en les gardant bien tendues, et faites des cercles dans l'espace dans un sens puis dans l'autre. Le ventre doit rester plat, ce qui exige de coller le dos au sol. Aidez-vous si besoin en mettant les poignets sous les fesses.

Soufflez 30 secondes entre chaque série.

À quel rythme ?
Semaine 1 : 3 séries de 15 cercles de chaque côté.
Semaine 2 : 3 séries de 20 cercles de chaque côté.

Ventre

Exercice 7
À quatre pattes, mains, genoux et pieds légèrement écartés, poids du corps réparti également sur les quatre membres, inspirez lentement par le nez en relâchant complètement l'abdomen pour le faire « pendre ». Puis, en expirant,

contractez l'abdomen à partir du pubis, en serrant très fortement, comme pour coller le ventre sur la colonne vertébrale, pendant 10 secondes. Le dos reste plat. Relâchez.

Soufflez 30 secondes entre chaque série.

À quel rythme ?
Semaine 1 : 2 séries de 10 contractions.
Semaine 2 : 3 séries de 12 contractions.

Exercice 8
Allongé sur le dos, tête et cou relâchés, mains au sol près des fesses, pieds à plat sur le sol, jambes fléchies. En tirant sur les abdos, ramenez les genoux vers le buste (les fesses se décollent du sol), puis faites-les redescendre lentement en position de départ.

Soufflez 30 secondes entre chaque série.

À quel rythme ?
Semaine 1 : 2 séries de 10 répétitions.
Semaine 2 : 3 séries de 10 répétitions.

Exercice 9
Debout, pieds très légèrement écartés, avant-bras relevés vers la poitrine, chaque main tenant une petite haltère (ou une bouteille d'eau pleine). Tournez-vous vers la droite, puis vers la gauche, et enchaînez les rotations du buste. Gardez les abdominaux bien contractés et enchaînez les mouvements de façon fluide et rapide.

Soufflez 30 secondes entre chaque série.

À quel rythme ?
Semaine 1 : 2 séries de 45 secondes.
Semaine 2 : 3 séries de 45 secondes.

Exercice 10
Debout, jambes légèrement écartées, bras au-dessus de la tête, mains tenant une bouteille d'eau (pleine), coudes légèrement fléchis. Gardez le dos droit et inclinez-vous lentement sur le côté gauche, aussi loin que possible sans pivoter le buste, regard vers les mains. Tenez la position quelques secondes, revenez en position droite, et recommencez à droite.

Soufflez 30 secondes entre chaque série.

À quel rythme ?
Semaine 1 : 2 séries de 10 descentes de chaque côté.
Semaine 1 : 3 séries de 10 descentes de chaque côté.

Exercice 11
Allongé sur le dos, jambes pliées et croisées l'une sur l'autre, une main sur la tempe. Relevez le buste pour aller toucher de votre coude droit le genou gauche L'autre bras reste posé au sol pour servir d'appui. Puis changez de côté. Inspirez au repos, expirez pendant l'effort.

Soufflez 30 secondes entre chaque série.

À quel rythme ?
Semaine 1 : 2 séries de 10 relevés de chaque côté.
Semaine 1 : 2 séries de 15 relevés de chaque côté.

Exercice 12
Allongé sur le dos, jambes repliées et posées sur l'assise d'une chaise, mains aux oreilles (pour ne pas forcer sur les cervicales), décollez le plus possible le haut du buste en baissant le menton sur la poitrine.

Soufflez 30 secondes entre chaque série.

À quel rythme ?
Semaine 1 : 2 séries de 8 relevés de chaque côté.
Semaine 2 : 3 séries de 10 relevés de chaque côté.

Fesses, cuisses et ventre

Exercice 13
Allongé sur le dos, bras le long du corps, paumes au sol, une jambe pliée, poussez l'autre jambe vers le plafond en soulevant les fesses et en gardant le dos droit. Redescendez doucement mais pas complètement avant de remonter.

Soufflez 30 secondes entre chaque série.

À quel rythme ?
Semaine 1 : 2 fois 10 répétitions pour chaque jambe.
Semaine 2 : 2 fois 20 répétitions pour chaque jambe.

Bras

Exercice 14
Debout, jambes écartées de la largeur des épaules, bassin basculé, dos droit. Écartez les bras (en T) perpendiculairement au corps, en les gardant bien tendus. Faites 50 mouvements de haut en bas (comme pour voler !), mains flexées (c'est-à-dire poignet « cassé » et doigts vers le haut), puis 50 mouvements mains pointées (doigts vers le bas).

Soufflez 20 secondes et recommencez.

À quel rythme ?
Semaine 1 : 2 séries.
Semaine 2 : 3 séries.

Exercice 15
Debout, jambes écartées de la largeur des épaules, bassin basculé, dos droit. Pressez les mains juste au-dessous de la poitrine, paume contre paume, coudes levés, et exercez une contraction pendant 5 secondes. Relâchez une seconde puis contractez encore, recommencez 5 fois.

Soufflez 20 secondes et recommencez.

À quel rythme ?
Semaine 1 : 2 séries.
Semaine 2 : 3 séries.

Et pour finir…

Un exercice « de transition » systématique pour clôturer la séance et se détendre avant de repartir
Assis, jambes tendues et écartées, avancez pour poser votre buste sur le sol, en tendant les bras devant vous le plus loin possible, et en posant le front sur le sol.

Respirez et soufflez doucement pendant 1 à 2 minutes, pour récupérer et vous relâcher.

TIC… TAC…
L'heure des courses…
La nature
a le sens du tempo !

L'année est une valse à 4 temps : printemps, été, automne, hiver… Même si les esprits grincheux ont tendance à se plaindre qu'il « n'y a plus de saison », il faudrait être privé de tous ses sens pour ne pas se rendre compte des changements bien réels des paysages qui nous environnent ! Et, depuis la nuit des temps, cela influe sur notre alimentation puisque « tout » n'est pas disponible « tout le temps » ! Mais c'est aussi ce qui rend l'alimentation si plaisante et diversifiée !

Spontanément, nous avons tendance à nous gorger de fruits et légumes riches en eau pendant l'été afin de nous hydrater (concombre, melon, tomate, courgette…), et à opter, en hiver, pour des fruits et légumes plus « nourrissants » (tubercules…). Ainsi, nous nous réjouissons des premières fraises et asperges, redécouvrons le potiron chaque automne, dévorons des clafoutis aux cerises en juillet et des châtaignes grillées dans les premiers feux de cheminée !

Pour avoir le meilleur du goût et (ce qui est loin d'être un détail) s'alimenter à un prix correct, il faut faire preuve avant tout de bon sens et privilégier les aliments « de saison ». Pour en prendre conscience, l'idéal est d'aller au marché et de profiter des couleurs et senteurs du moment ! Profitez-en quand c'est LE bon moment, ils seront au top de leur forme et, du coup, vous aussi…

Les fruits…

Abricot : de juin à septembre
Amande : de juin à août
Ananas : novembre et décembre
Banane : toute l'année
Brugnon : en juillet et août
Cerise : de mai à juillet
Châtaigne : d'octobre à décembre
Citron : de novembre à avril
Clémentine : en décembre et janvier
Datte : d'octobre à mars
Figue : de juillet à septembre
Fraise : de mai à août
Framboise : de juillet à septembre
Groseille : en juillet et août
Kiwi : de janvier à mars
Mangue : de mars à juin et de novembre à janvier
Melon : de juillet à septembre
Mirabelle : septembre
Mûre : en août et septembre
Myrtille : en août
Noisette : en août et septembre

Noix : en octobre
Orange : de décembre à mars
Pamplemousse : de janvier à mars
Pastèque : en août et septembre
Pêche : en août
Poire : de septembre à novembre
Pomme : de septembre à avril
Prune : en septembre et octobre
Raisin : d'août à novembre
Reine-claude : en août et septembre

… Et les légumes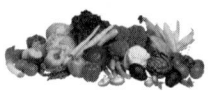

Ail et oignon : toute l'année
Artichaut : de mai à juillet
Asperge : de mars à mai
Aubergine : de juillet à octobre
Avocat : décembre
Batavia : d'avril à novembre
Betterave rouge : de janvier à mars
Blette : de mars à octobre
Brocoli : de juillet à octobre
Carotte : de mai à octobre
Céleri branche : de mai à octobre
Céleri-rave : en août et septembre
Chicorée frisée : de septembre à mars
Chou blanc : en janvier
Chou rouge : toute l'année
Chou-fleur : d'octobre à avril
Concombre : en juillet et août
Courgette : de mai à septembre
Cresson : en mai

Endive : de novembre à mars
Épinards : en avril
Fenouil : d'août à novembre
Fève : en mai
Haricots verts : de juillet à septembre
Haricots à écosser : en août et septembre
Laitue : d'avril à janvier
Lentilles : de juillet à août
Mâche : en janvier
Mesclun : en octobre
Navet : en mars et avril et en juillet et août
Oseille : d'avril à septembre
Petits pois : de juin à août
Poireau : en janvier
Poivron : de juillet à septembre
Pomme de terre : en juin et d'octobre à février
Potiron : de septembre à décembre
Radis : d'avril à décembre
Salsifis : de septembre à novembre
Scarole : de juin à mars
Tomate : de juillet à septembre
Topinambour : de septembre à novembre

Mais aussi les fromages !

Abondance : de juillet à décembre
Beaufort : d'avril à septembre
Brie : de mai à novembre
Camembert : de mai à novembre
Cantal : de mai à janvier
Chaource : de juillet à novembre
Comté : d'août à mars

Époisses : de mars à décembre
Maroilles : de juillet à mars
Morbier : de janvier à mars
Munster : en décembre et janvier
Pyrénées : toute l'année
Reblochon : d'avril à février
Sainte-maure : de juillet à novembre
Saint-nectaire : juillet
Vacherin (mont d'or) : de novembre à janvier

Les poissons !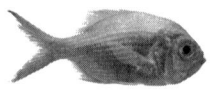

Bar : de novembre à mars
Barbue : toute l'année
Baudroie (lotte) : toute l'année (pic de mars à mai)
Cabillaud : toute l'année (pic de mars à mai)
Calmar : de janvier à mars et d'août à décembre
Chichard : de février à juin
Congre : d'octobre à avril
Coquille Saint Jacques : octobre à mai
Dorade grise : toute l'année (pic de janvier à mai)
Églefin : toute l'année (pic de septembre à mai)
Grenadier : toute l'année
Grondin : de septembre à mai
Hareng : toute l'année (pic en novembre et décembre)
Langoustine : de mars à août
Lieu jaune et noir : toute l'année
Limande sole : de mai à octobre
Maquereau : de mars à mai
Merlu : de mars à juillet
Raie : toute l'année
Rouget : de septembre à décembre

Roussette : toute l'année (pic de septembre à novembre)
Sardine : de mai à octobre
Sole : toute l'année (pic de janvier à avril)
Saint-pierre : d'avril à juillet
Thon banc : de mai à septembre
Thon rouge : d'avril à décembre
Turbot : toute l'année (pic de mars à juillet)
Tourteau : de mai à septembre.

Et même les viandes !

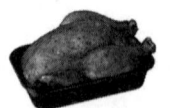

Agneau : de janvier à mai
Bœuf : d'octobre à mars
Canard : de juin à décembre
Dinde : d'octobre à avril
Lapin : de juin à janvier
Porc : de septembre à mars
Poulet : de mai à octobre
Veau : de mars à juillet

TIC... TAC...
L'heure de s'y mettre !
Votre programme

Deux semaines pour changer de rythme : c'est tout un programme ! Quatorze petits jours, presque rien, mais qui peuvent transformer votre silhouette ! Cela vaut vraiment la peine d'essayer...

Pour vous faciliter la vie et vous aider à démarrer, nous vous avons préparé un emploi du temps tout simple, mais « calé » sur les besoins et exigences de votre organisme, des menus gais et pratiques, des recettes faciles et inratables, des exercices très accessibles et évolutifs : vous avez tous les outils en main pour réussir !

Allez, on déclenche le chrono : 1, 2, 3, c'est parti !

En pratique

Vous pouvez le constater, et cela va vous faire plaisir et vous rassurer : *Le Régime chronobiologique* vous autorise bon nombre d'aliments habituellement interdits ou laissés de côté dans les régimes... qui sont bien souvent, hélas, ceux que l'on apprécie ! Chocolat, fruits secs et oléagineux, fromage, beurre, pommes de terre… Maintenant, c'est possible ! En effet, ils présentent tous un réel intérêt nutritionnel (de bons acides gras, des vitamines, des minéraux, du calcium, des protéines…) et, consommés à la bonne dose, bien sûr, mais aussi et surtout à la bonne heure, ils vous feront profiter de toutes leurs vertus sans faire pencher la balance du mauvais côté ! Du coup, vous évitez également la frustration, principale cause d'échec des régimes alimentaires. Au contraire, le régime chronobiologique est savoureux et agréable… vous pouvez vous faire plaisir, puisqu'il vous suffit seulement de choisir le bon moment pour cela !

- **Vous n'appréciez pas un menu de ce programme,** ou vous n'avez pas les ingrédients pour le cuisiner ? Pas de panique : nous vous proposons 25 recettes bonus dans lesquelles vous trouverez forcément votre bonheur ! Ces recettes sont classées par repas. Choisissez celle que vous voulez, à une seule condition : ne pas prendre un plat en catégorie « midi » pour le dîner, et inversement. Rien de bien sorcier, donc ! Vous pouvez aussi, bien sûr, utiliser ces recettes après votre programme, quand vous le souhaitez ! Cela vous aidera à continuer et donc à prolonger, voire améliorer encore, les bénéfices de ce programme sur votre ligne…

- **Pensez à user des divers condiments** (moutarde, cornichons), épices et herbes aromatiques, qui agrémentent et relèvent tous les plats sans apporter de calories ou presque ! Ils facilitent également la digestion et permettent de réduire les quantités de sel de l'alimentation, ce qui est toujours bénéfique.

- **Vous n'aimez pas les légumes…** Impossible ! Si vous ne raffolez pas de tous, vous en appréciez forcément certains, même si leur nombre est restreint. Et, dans ceux que vous dites ne pas apprécier, combien en avez-vous goûté récemment ? Ou associés à d'autres (les navets seuls, par exemple, bof, mais mélangés en soupe ou gratin, ça passe tout seul !) ? Ou tout simplement bien cuisinés (et non pas à la cantine ou au self du travail) ?

  Comme les enfants difficiles, il faut les redécouvrir sans préjugés, en jouant les mélanges, les couleurs, en choisissant de bons produits qui auront bon goût, et en se donnant la peine. Peut-être tout simplement avez-vous pris l'habitude de n'en consommer que quelques-uns… Faites un petit effort, vous savez à quel point il est essentiel d'en consommer en quantité, les 5 fruits et légumes recommandés par jour ne représentant qu'une sorte de « minimum syndical » !

- **Vous ne mangez pas de fromage :** pas de problème ! Remplacez les tartines « Fromage & Fruit » du matin par les menus petits déjeuners proposés les autres jours…

- **Vous ne mangez pas de poisson :** comme les légumes, vous en trouverez forcément qui vous plaisent si vous cherchez un peu. Essayez, ici aussi, d'élargir votre horizon : peut-être appréciez-vous les sardines grillées (ou même en boîte), les huîtres, les crevettes ? Ou remplacez le poisson par une viande blanche maigre (poulet, dinde, lapin, filet de porc), des œufs, du tofu, voire 2 laitages nature.

- **Vous ne mangez pas de viande rouge :** aucun souci ! Remplacez-la par une viande blanche, du poisson ou des œufs.

- **Vous n'aimez pas les tomates,** c'est la saison des fraises et des abricots, vous raffolez des pommes... Nous vous proposons chaque jour plusieurs fruits et légumes aux repas, mais ils peuvent parfaitement être différents de ceux que nous avons indiqués ! Les exemples donnés ne sont que... des exemples ! Vous ne devez pas vous sentir « enfermé » dans ce programme. Au contraire, vous pouvez vous autoriser à remplacer les aliments qui ne vous conviennent pas pour raison X ou Y.

Pour les fruits, vos seules contraintes sont :
- De les consommer entiers (enfin, sans la peau si besoin !) : nous entendons par là qu'un verre de jus d'orange n'équivaut absolument pas à une orange ! Question fibres (qui sont à la fois rassasiantes, bénéfiques pour le transit intestinal mais aussi pour la glycémie), cela n'a rien à voir, car les jus industriels en sont quasiment dépourvus. Seule concession : les smoothies qui, eux, en apportent en bonne quantité car ils sont constitués en grande partie de « purées » de fruits. Certes, c'est toujours mieux de les faire soi-même (et super-simple et rapide)[*], mais, en cas de « panne », un bon smoothie de rayon frais est autorisé...

---

[*] 100 recettes de smoothies maison dans le livre d'Anne Dufour *Smoothies minceur*, Leduc.s éditions.

- **De ne pas les sucrer** : ils sont déjà riches en sucres naturels ! Que vous fassiez une salade ou une compote, inutile d'en rajouter, cela transforme les saveurs et apporte des calories inutiles, en plus de faire grimper illico la glycémie, donc l'insuline (et donc... le stockage !). Interdiction aussi de saupoudrer ses fraises de sucre... Non, appréciez plutôt le goût naturel des fruits, vous constaterez que vous vous en porterez d'autant mieux, et votre corps vous dira merci !

Pour les fruits et légumes, nous vous recommandons :

- **De respecter les saisons :** pas de cerises en décembre ni d'oranges en juillet ! Les fruits de saison seront toujours meilleurs, plus sains (car au top de leurs concentrations en vitamines et minéraux) et... beaucoup moins chers, surtout si vous les achetez au marché, à de petits producteurs.

- **De les cuisiner simplement,** avec des herbes, des épices, vapeur, grillés, en papillote... L'objectif étant de ne pas les noyer sous les matières grasses, les fritures, les sauces, le fromage râpé... Cuisinez plutôt « au naturel » !

- **Vous pouvez parfaitement faire appel aux surgelés,** très pratiques, à la condition de choisir des fruits « nature », qui n'ont pas été sucrés (vérifiez sur l'emballage que c'est bien le cas) : mélange de fruits rouges, tranches de mangues ou quartiers de prunes et d'abricots, morceaux d'ananas, on trouve de tout, à des prix souvent intéressants car, avec les surgelés, il n'y a pas aucune perte ! Cela peut aussi vous aider à varier vos fruits même quand la saison ne s'y prête pas trop (en hiver, par exemple). Vous trouverez également des compotes non sucrées que vous pourrez parfumer vous-même, c'est ultrapratique !

Partie II
Votre programme chrono Semaine 1

Avant toute chose… l'état des lieux

Mon poids (en kg) : ....

Ma taille (en cm) : ....

Quelques mesures
- Tour de taille (en cm) : ....
  (se mesure là où la taille est la plus fine, un peu au-dessus du niveau du nombril)

Pour information, le tour de taille doit, idéalement, ne pas dépasser la moitié de la taille : par exemple, pour une personne de 1,70 m, il doit rester en dessous de 85 cm.

- Tour de cuisses (en cm) : ....

- Tour de hanches (en cm) : ....
  (se mesure juste au-dessus du pubis)

- Tour de genoux (en cm) : ....

Mes objectifs
- Ce que je souhaite obtenir (en kg, en cm) : .....
  ....
  ....
  ....

- Ce dont je suis prêt à me satisfaire : ....
  ....
  ....
  ....
  ....

Mes points forts
(à mettre en avant pendant ce programme)

- ☐ Motivation
- ☐ Assiduité
- ☐ Volonté réelle de changement

- Objectif réaliste…

  ....
  ....
  ....
  ....

Mes points faibles
(à surveiller plus particulièrement pendant ce programme)

- ☐ Tendance au grignotage
- ☐ Manque d'assiduité pour le sport…

Ma liste de courses (semaine 1)

Boulangerie
- ❑ Pain complet (vous pouvez l'acheter tranché et le garder au congélateur)
- ❑ 1 muffin au blé complet (facultatif)

Épicerie
- ❑ 1 petite boîte de jardinière de légumes
- ❑ 1 petite boîte de pois chiches
- ❑ 1 petite boîte de haricots blancs
- ❑ 1 petite boîte de haricots rouges
- ❑ 1 petite boîte de germes de soja
- ❑ 1 très petite boîte de maïs doux
- ❑ 1 bouteille d'huile d'olive ou de colza de bonne qualité (première pression à froid)
- ❑ Pâtes
- ❑ Quinoa ou blé (type Ebly)
- ❑ Thé vert
- ❑ 1 tablette de chocolat noir à 70 % de cacao minimum (% plus élevé si affinités, on en trouve à 99 % !)
- ❑ 2 petites boîtes (ou packs) de coulis de tomates
- ❑ 1 paquet de petits flocons d'avoine
- ❑ Amandes, noix, noisettes, pistaches, non salées et non grillées
- ❑ Pruneaux
- ❑ Abricots secs
- ❑ 1 citron confit (ou beldi)
- ❑ Sauce soja (facultatif)

- ❏ Cumin
- ❏ Papier sulfurisé

Frais
- ❏ 5 pots individuels de fromage blanc
- ❏ 5 œufs

Poissonnerie (surgelé ou frais)
- ❏ 1 belle tranche de saumon fumé
- ❏ 1 pavé de saumon
- ❏ 200 g de queues de crevettes décortiquées
- ❏ 1 pavé de thon de 120 à 150 g
- ❏ 1 filet de cabillaud de 120 à 150 g
- ❏ 200 g de coquilles saint-jacques ou de pétoncles
- ❏ 1 filet de haddock

Viande
- ❏ 120 à 150 g d'escalope de veau hachée
- ❏ 2 tranches de rôti de porc froid
- ❏ 1 blanc de poulet
- ❏ 120 à 150 g de steak haché à 5 % MG
- ❏ 1 tournedos de 120 à 150 g
- ❏ 5 aiguillettes de canard
- ❏ 1 tranche de gigot d'agneau
- ❏ 1 tranche de jambon dégraissé

Légumes
- ❏ 5 tomates
- ❏ 1 tête d'ail
- ❏ 1 concombre
- ❏ 2 poivrons rouges
- ❏ 1 salade verte
- ❏ 3 oignons

- ❑ Herbes fraîches variées (au moins 1 bouquet de persil)
- ❑ 2 pommes de terre
- ❑ 1 branche de jeunes blettes
- ❑ 1 botte de radis
- ❑ 4 endives
- ❑ 1 poireau
- ❑ 1 courgette
- ❑ 1 avocat

Fruits
- ❑ 3 kiwis
- ❑ 2 bananes
- ❑ 5 citrons
- ❑ 1 petite grappe de raisins
- ❑ 2 pamplemousses
- ❑ 2 oranges
- ❑ 4 clémentines
- ❑ 5 pommes
- ❑ 2 poires

Surgelés
- ❑ Des herbes au choix, si vous n'en trouvez pas des fraîches (persil, cerfeuil, basilic, coriandre…)
- ❑ 2 fonds d'artichauts au naturel

N'oubliez surtout pas !
De rajouter les ingrédients nécessaires pour vos soupes du soir, et vos tartines « Fromage & Fruit » du matin !

Cette semaine, au menu, 5 soupes du soir (au choix) + 3 tartines (donc 3 portions de fromage + 3 fruits au choix).

Les plats en italique et suivis d'un astérisque sont des recettes de ce livre.

Lundi (Jour 1)

Au réveil : 1 thé vert ou un grand verre d'eau, puis 15 minutes de marche rapide sur place, ou de tapis, vélo, stepper ou rameur, si vous avez la chance de posséder un appareil de gymnastique à domicile : dans ce cas, profitez-en le plus souvent possible (aux bons créneaux horaires, bien sûr) ! Autre solution : allez chercher le pain ou le journal à pied, ou sortez le chien ; l'essentiel est de vous trouver une bonne raison pour sortir et vous bouger dès potron-minet…

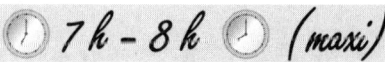

7h - 8h (maxi)

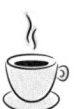

PETIT DÉJEUNER
1 thé vert (non sucré)
2 tartines « Fromage & Fruit » (voir nos recettes).

Et après ? Hop, une douche et une « pomponnette ». Et, si vous avez envie d'essayer une crème minceur, c'est le bon moment pour le faire ! Choisissez un produit

« déstockant » à base de caféine, thé vert ou autre actif. Et souvenez-vous : pour que la crème soit efficace, il faut bouger ! Si vous commenciez bien en allant au travail à pied ou à vélo ? Vous êtes en bus ou en métro ? Descendez une ou deux stations plus tôt... Vous êtes en voiture ? Garez-vous au moins à 300 mètres !

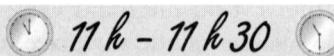
11 h - 11 h 30

En fin de matinée, une petite baisse de régime ? Buvez 1 tisane ou 1 thé (non sucré) pour patienter avant le déjeuner, et si possible faites un petit tour, même de 10-15 minutes pour vous aérer avant de déjeuner : allez au marché, au pressing, à la banque, chercher les enfants à l'école, poster le courrier, balayer le jardin... mais prenez l'air quelques instants !

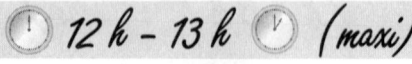
12 h - 13 h (maxi)

Déjeuner
Radis à la croque-au-sel
120 à 150 g de steak haché à 5 % de MG grillé
1 petite assiette de pâtes avec du coulis de tomate
1 orange.

13 h 30 - 14 h

C'est la pause ! Après le déjeuner, même léger, le corps se ralentit un peu… on bâille, on pique du nez, on est inefficace. Qu'à cela ne tienne ! Octroyez-vous 15 minutes pour vous reposer et chasser le stress. L'option idéale ? Une mini-sieste, dite « flash » ou « parking » (voir p. 47).

17 h - 17 h 30

Collation
1 thé vert (non sucré) ou 1 tisane au choix
1 fromage blanc individuel nature
3 carrés de bon chocolat noir
à 70 % de cacao minimum
1 poignée de fruits secs oléagineux non salés
(noix, amandes, noisettes, pistaches…)

18 h - 19 h (maxi)

Heure du break… L'idéal serait de rentrer chez vous à pied (ou à vélo), ou au moins de marcher rapidement sous un prétexte ou un autre (le chien, par exemple…). Faites-le, car demain ce sera un cran au-dessus : activité physique ! Aujourd'hui est une sorte d'échauffement !

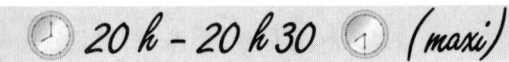 **20 h - 20 h 30** (maxi)

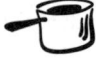

Dîner
Soupe du soir à choisir (voir nos recettes)
Cabillaud en papillote de verdure*
2 clémentines

Dans la soirée : si vous le souhaitez, offrez-vous une petite tisane, de préférence relaxante ou drainante.

Avant de vous coucher : faites-vous du bien, et plaisir en même temps, en consacrant 8 à 10 minutes de votre temps précieux à vous masser longuement tout le bas du corps (fesses comprises) avec une crème de massage que vous choisirez drainante (donc ciblée anticellulite) avant tout.

Si vos jambes sont lourdes, faites les pieds au mur quelques minutes, ou prenez une douche fraîche sur le bas du corps avant de mettre votre crème.

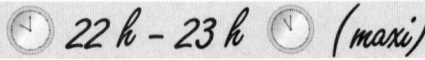 **22 h - 23 h** (maxi)

Au lit ! À vous de déterminer l'heure exacte… quand vos paupières « clignotent », que vous bâillez et vous engourdissez, c'est pile poil le bon moment.

Cabillaud en papillote de verdure

 Préparation 10 min – cuisson 15 min

Ingrédients :

- 1 filet de cabillaud de 120 à 150 g
- 1 endive
- 1 blanc de poireau
- 1 courgette
- 1 belle branche de blette
- 1 citron (non traité ou bio si possible, sinon soigneusement nettoyé)
- Sel, poivre
- Huile d'olive
- Papier sulfurisé

Lavez l'endive, le blanc de poireau, la courgette et la branche de blette. Émincez finement le poireau, coupez la feuille de blette (y compris le vert) et l'endive en tronçons, râpez la courgette grossièrement avec une râpe à légumes.

Dans une poêle (ou mieux, un wok), faites chauffer 1 c. à s. d'huile d'olive et jetez-y les légumes. Salez et poivrez, laissez-les revenir 1 minute à feu vif, puis 2 minutes à feu très doux.

Coupez un grand rectangle de papier sulfurisé. Disposez votre compotée de légumes au centre et recouvrez avec le filet de cabillaud. Salez et poivrez légèrement. Ajoutez 3 tranches de citron et râpez un peu de zeste sur le dessus.

Fermez la papillote en faisant un revers sur le dessus pour pouvoir l'ouvrir facilement. Enfournez à 210 °C pendant 12 minutes. Dégustez immédiatement.

Mardi (Jour 2)

Au réveil : 1 thé vert ou 1 grand verre d'eau pour « lancer la machine » (et amorcer le système digestif)… et hop, on se lance, plein de bonne volonté, dans ses 10 à 15 minutes de gymnastique !

Au menu, 4 exercices seulement… et en plus, vous pouvez choisir ! Nous les avons classés par « zone critique » : ventre, cuisses, fesses, bras… c'est à vous de voir lesquels vous seront utiles, en fonction de votre silhouette et de composer votre programme sur mesure. Vous pouvez parfaitement changer tous les jours ou vous concentrer sur les 4 mêmes pendant tout le programme.

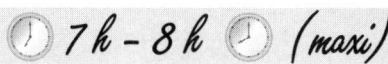

7h - 8h (maxi)

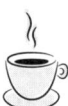

PETIT DÉJEUNER
1 thé vert (non sucré)
1 œuf coque
2 ou 3 tranches de pain complet légèrement beurrées
1 kiwi

Et après ? Douche et crème, vous voilà prêt. Et n'en profitez pas pour filer prendre la voiture, sauf si vous ne pouvez VRAIMENT pas faire autrement. Vous travaillez loin ? Un « mix » train (ou voiture) + marche ne serait-il pas plus sain (et plus économique) ? Allez, on se motive !

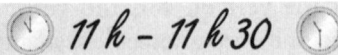

En fin de matinée : un petit tour en ville ? Si vous pouvez vous le permettre, faites 15 minutes de break, surtout si vous commencez à « patiner » sur un dossier : à votre retour, l'esprit clair, vous n'en ferez qu'une bouchée ! Si vous ne pouvez pas sortir, buvez un thé et marchez dans le couloir…

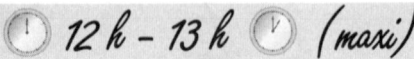

Déjeuner
2 tranches de rôti de porc froid
1 petite boîte de jardinière de légumes
1 salade verte (1 c. à s. d'huile d'olive ou de colza)
2 clémentines

Mardi (Jour 2)

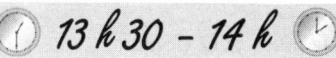
13 h 30 - 14 h

Un temps pour soi... c'est nécessaire surtout quand l'esprit s'embrume ! Lisez quelques pages (si vous « décrochez » ce n'est pas grave), écoutez de la musique ou, mieux, faites une « sieste flash » pour recharger vos accus.

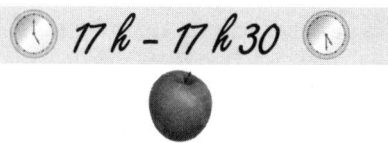
17 h - 17 h 30

Collation
1 pomme
1 poignée de fruits secs oléagineux non salés
(noix, amandes, noisettes, pistaches…)
3 carrés de bon chocolat noir
à 70 % de cacao minimum
1 thé vert (non sucré) ou 1 tisane au choix

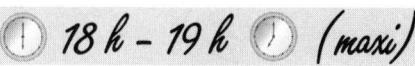
18 h - 19 h *(maxi)*

La journée de travail est finie, filez vous défouler ! Piscine, vélo, marche rapide : dehors (c'est mieux) ou dedans (c'est mieux… que rien), vous avez 45 minutes ! Et si vous avez la chance d'avoir près de chez vous à cette heure une discipline qui vous tente, n'hésitez pas à vous inscrire aux cours !

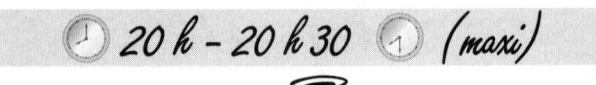

Dîner

Crevettes sautées « saveurs du soir » *
1 kiwi

Dans la soirée : une petite tisane ? Pourquoi pas ! Mais 1 tasse (2 maximum si vous les prenez tôt), sinon vous risquez des passages répétés aux toilettes !

Avant de vous coucher : n'oubliez pas votre crème en un long massage, en insistant bien sur toute la jambe (depuis la cheville, toujours en remontant) si vous avez les jambes lourdes ou de la cellulite…

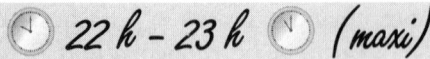

Au lit ! Si votre série préférée n'est pas fini, tant pis, enregistrez-le, mais ne ratez pas votre train de sommeil…

Crevettes sautées « saveurs du soir »

 Préparation 6 min – cuisson 7 min

Ingrédients :

200 g de queues de crevettes crues (décortiquées et surgelées)
1 poivron rouge
2 fonds d'artichauts au naturel (surgelés)
1 petite boîte de germes de soja (ou une grosse poignée de germes frais)
Huile d'olive ou de colza
Sel ou sauce soja (facultatif)

Lavez et découpez en lanières le poivron. Rincez les germes de soja. Rincez et coupez les fonds d'artichauts.

Dans une poêle profonde (ou un wok), faites chauffer 1 c. à s. d'huile et jetez-y les lanières de poivron et les fonds d'artichauts en morceaux. Saisissez 3 minutes à feu vif.

Ajoutez ensuite les queues de crevettes et les germes de soja. Faites revenir, toujours à feu vif, jusqu'à ce que les crevettes deviennent roses (c'est rapide).

Arrosez si vous aimez d'un (léger) trait de sauce soja ou salez légèrement et dégustez sans attendre.

Mercredi (Jour 3)

Au réveil : buvez un thé vert ou un verre d'eau et enchaînez immédiatement sur vos 15 minutes réglementaires. Vous avez le choix : gymnastique, rameur ou autre appareil de sport personnel, balade dehors… Allez, courage !

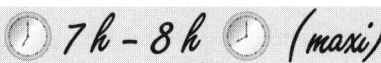

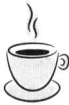

Petit déjeuner
1 thé vert (non sucré)
1 muffin au blé complet
(à défaut, 2 ou 3 tranches de pain complet)
recouvert de la purée d'½ avocat
1 belle tranche de saumon fumé
1 pomme

Et après ? Même en retard, n'oubliez pas votre crème ! Appliquez-la tout de suite après la douche, même si vous n'êtes pas complètement sèche (et si vous avez choisi une huile, c'est encore mieux) : le temps que vous vous brossiez les dents et/ou vous coiffiez/rasiez/maquilliez, vous serez sec !

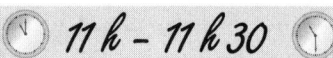

Un tour dehors : avez-vous besoin d'une raison ? La poste, les enfants, le pain… On trouve toujours ! Sinon, une pause thé au bureau et 10 minutes à souffler, marcher ou regarder par la fenêtre…

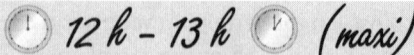

Déjeuner
Concombre en salade (assaisonné avec 1 c. à s. d'huile de colza et le jus d'½ citron)
1 tranche de gigot d'agneau grillé
1 petite boîte de haricots blancs
1 poire

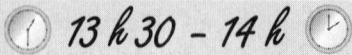

Allez, vous prendrez bien une petite sieste ?

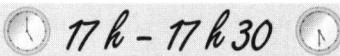 **17 h - 17 h 30**

Collation
1 thé vert (non sucré) ou 1 tisane au choix
3 carrés de bon chocolat noir
à 70 % de cacao minimum
4 pruneaux ou abricots secs

18 h - 19 h *(maxi)*

Ça y est, libéré du travail ! Octroyez-vous 45 minutes de marche rapide au grand air (courir dans le parc avec les enfants, faire de la balançoire, ça compte aussi !)

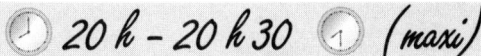 **20 h - 20 h 30** *(maxi)*

Dîner
Soupe du soir (voir nos recettes)
Blanc de poulet sauté aux oignons et citron confit*
1 fromage blanc nature avec 3 c. à s. de mélange
de fruits rouges surgelés

Dans la soirée : une petite tisane (sans sucre bien sûr) pour finir la soirée en toute sérénité…

Avant de vous coucher : n'oubliez ni les dents, ni votre crème… et si vous trouvez des mains conviviales pour vous masser le dos, les épaules, vous dormirez comme un bébé, sereinement…

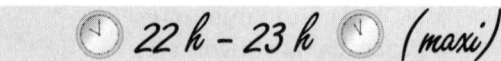

Le marchand de sable est passé ! Bonne nuit les petits…

MERCREDI (JOUR 3)

Blanc de poulet sauté aux oignons et citron confit

 Préparation 8 min – cuisson 13 min.

Ingrédients :

- 1 blanc de poulet (150 g environ)
- ½ citron
- ½ citron confit (ou citron beldi)*
- 2 gros oignons blancs ou rouges
- Sel, poivre
- Huile d'olive
- Graines de cumin ou coriandre fraîche ou surgelée (facultatif)

Pelez et émincez les oignons. Dans une poêle, faites chauffer 1 c. à s. d'huile et faites fondre les oignons à feu doux pendant 5 minutes : ils ne doivent pas roussir.

Pendant ce temps, découpez le blanc de poulet en lamelles d'½ cm d'épaisseur, et coupez en cubes ½ citron confit* après l'avoir rincé. Retirez les oignons de la poêle, réservez-les et faites sauter et dorer 3 minutes, dans le même ustensile, le blanc de poulet. Salez légèrement, poivrez. Baissez le feu, remettez les oignons, 2 c. à s. d'eau et 2 c. à s. de jus de citron (½ citron environ). Laissez cuire encore 5 minutes à feu doux pour terminer la cuisson du poulet. Servez parsemé de graines de cumin, ou de pluches de coriandre (fraîche ou surgelée).

---

* Le citron confit s'achète en épicerie (et dans tous les magasins de spécialités marocaines, tunisiennes, etc.). Extrêmement parfumé, il est conservé dans le sel et peut se garder longtemps, même après l'achat. On le consomme en intégralité (même la peau, qui est devenue tendre). Un régal à découvrir…

Jeudi (Jour 4)

Au réveil : d'abord, on boit. En avez-vous pris l'habitude ? Si oui, bravo. Si non, posez votre verre d'eau sur la table de nuit pour ne pas oublier. Ensuite ? Eh bien, la gym ! Comment ça, pas aujourd'hui ? Si vous préférez, vous pouvez exceptionnellement la remplacer par 15 minutes d'aspirateur passé « sportivement » dans la maison, avec force mouvements et déhanchements, en musique si vous voulez… À vous de voir !

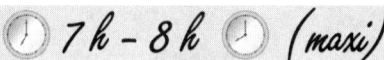

7h - 8h (maxi)

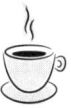

PETIT DÉJEUNER
1 thé vert (non sucré)
2 pots individuels de fromage blanc nature avec
1 poignée de fruits secs oléagineux non salés
(noix, amandes, noisettes, pistaches…)
3 pruneaux ou abricots secs et
2 c. à s. de flocons d'avoine

Et après ? Hop hop hop ! On n'oublie pas sa crème, surtout ! Ça ne prend que 2 minutes… ce serait dommage de se priver de ce petit plus.

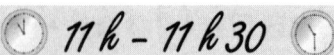

Pas facile de mettre le nez dehors quand on est lancé… mais justement, tant qu'on travaille bien, on garde la tête baissée ! Ce n'est que quand des signes de relâchement et de fatigue surviennent qu'on fait sa pause… Trouvez « votre » créneau… et, quand c'est le moment, prenez l'air 15 minutes.

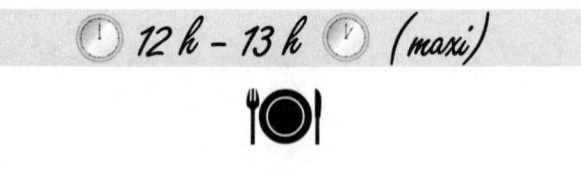

Déjeuner
Salade verte (1 c. à s. d'huile d'olive ou de colza)
Omelette (2 œufs) aux tomates (2)
2 pommes de terre vapeur
1 pomme

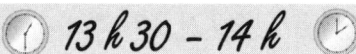
13 h 30 - 14 h

« *Sieste flash* », lecture, musique, ou tout ça ? C'est vous qui voyez ! Du moment que vous n'avalez pas votre déjeuner en 10 minutes chrono sur un coin du bureau, avant de vous replonger dans vos dossiers. Soufflez, respirez, bougez, évadez-vous moralement quelques minutes pour mieux retrouver votre énergie.

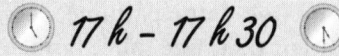
17 h - 17 h 30

Collation
1 thé vert (non sucré) ou 1 tisane au choix
1 banane
3 carrés de bon chocolat noir à 70 %
de cacao minimum

18 h - 19 h (maxi)

Aujourd'hui au menu, sport, jardinage, bricolage… vous choisissez, mais vous bougez !

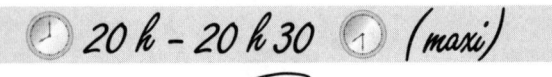

DÎNER
Endives confites « à ma façon »*
200 g de noix de Saint-Jacques
ou de pétoncles ou de crevettes
(fraîches ou surgelées selon la saison… et le prix)
sautées (1 c. à c. d'huile)
1 poire

Dans la soirée : une tisane parfumée, un canapé, un bon livre… Parfait pour une soirée farniente !

Avant de vous coucher : mettez votre… crème, bravo, en massant longuement tout le bas du corps ! Faut-il encore vous le rappeler ?

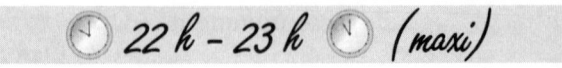

Au lit ! Ne traînez pas ! Pensez au contraire à cet instant béni où le sommeil commence tout juste à vous envelopper, où vous sombrez avec délice…

Endives confites « à ma façon »

 Préparation 5 min – cuisson 18 min

Ingrédients :

3 belles endives
1 orange
1 citron
Sel, poivre

Huile d'olive
Graines de coriandre
(facultatif)

Lavez les endives, retirez les feuilles abîmées puis coupez-les en 4 dans le sens de la longueur.

Dans une casserole, versez 1 c. à s. d'huile d'olive et 1 pincée de graines de coriandre (non moulues). Quand l'huile est chaude, faites revenir les endives sur feu vif pendant 3 minutes pour qu'elles dorent sans brûler.

Pressez l'orange et le citron, ajoutez ces deux jus dans la casserole, salez et poivrez, puis baissez le feu au minimum.

Couvrez pendant 5 minutes, puis retirez le couvercle et laissez confire encore 10 minutes environ, en remuant de temps en temps pour qu'elles caramélisent.

Vendredi (Jour 5)

Au réveil : 1 thé vert ou 1 grand verre d'eau… et à l'attaque ! Ne faiblissez pas. Vous avez des courbatures ? Normal : vous faites travailler des muscles jusqu'ici « assoupis »… c'est bon signe ! Prenez une douche chaude après vos exercices, mettez de l'huile à l'arnica si besoin, mais continuez ! Elles vont très vite disparaître… Allez, choisissez votre programme !

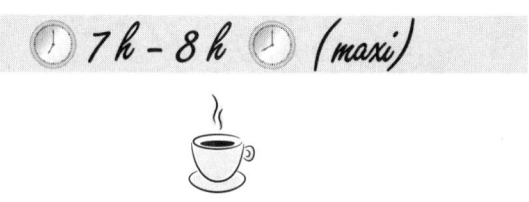

Petit déjeuner
1 thé vert (non sucré)
2 tartines « Fromage & Fruit » (voir nos recettes)

Et après ? Vous avez quelques minutes d'avance ce matin ? Profitez-en pour effectuer un gommage de tout votre corps : il va éliminer les cellules mortes (traduire : votre peau sera toute douce), et votre crème n'en sera que plus efficace.

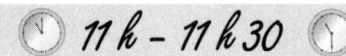 11 h - 11 h 30

En fin de matinée : c'est l'heure de faire un mini-tour. Si, si !

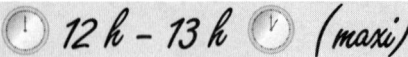 12 h - 13 h (maxi)

Déjeuner
Boulettes de veau « midi-gourmet »*
6 c. à s. de quinoa ou de blé (type Ebly)
1 petite grappe de raisins

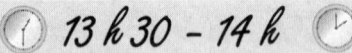 13 h 30 - 14 h

Comme pour les enfants, c'est votre « temps calme » à vous : détendez-vous, retrouvez votre énergie en faisant une « sieste flash » ou évadez-vous mentalement avec un livre, un magazine, un lecteur MP3…

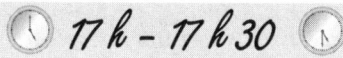

COLLATION
1 thé vert (non sucré) ou 1 tisane au choix
1 pomme
1 poignée de fruits secs oléagineux non salés (noix, amandes, noisettes, pistaches…)
3 carrés de bon chocolat noir
à 70 % de cacao minimum

18 h - 19 h (maxi)

Encore une semaine de travail derrière vous ! Besoin de décompresser ? Vous savez ce qu'il vous reste à faire : courir, nager, pédaler, marcher (mais vite !), faire du roller ou taper dans la balle… Déchaînez-vous, libérez vos pulsions et tensions, votre soirée n'en sera que plus « relax ».

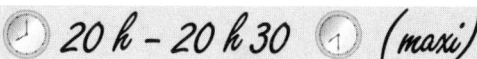

DÎNER
Soupe de légumes du soir (voir nos recettes)
120 à 150 g de saumon rôti (sans la peau)
avec le jus d'1 citron et du persil frais ou surgelé
1 pot individuel de fromage blanc nature

Dans la soirée : relaxez-vous avec votre tisane… et n'hésitez pas à varier les saveurs selon l'humeur du jour !

Avant de vous coucher : oups, vous alliez oublier votre crème minceur ? Posez-la juste à côté de votre brosse à dents, ou sur la table de nuit !

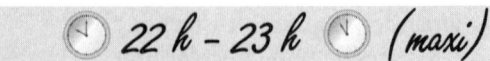

Crevé ? Morphée vous tend les bras… qu'attendez-vous pour vous y jeter ?

Boulettes de veau « midi-gourmet »

 Préparation 10 min – cuisson 10 min

Ingrédients :

120 g d'escalope de veau hachée (on trouve des « steaks hachés » de veau en grandes surfaces, cela convient très bien)
2 gousses d'ail
Sel, poivre
Huile d'olive
Herbes aromatiques au choix (persil, basilic, coriandre, estragon, cerfeuil…)
Coulis de tomate au naturel

Épluchez et émincez finement (ou pressez) les gousses d'ail. Lavez, séchez et ciselez les herbes aromatiques.

Dans un bol, mettez le veau haché, salez et poivrez, ajoutez l'ail et les herbes, et façonnez en boulettes. Aplatissez chaque boulette avec la paume de la main.

Faites chauffer 1 c. à s. d'huile dans une poêle ou un gril à viande et faites revenir les boulettes jusqu'à cuisson complète.

Pendant ce temps, réchauffez 3 minutes un petit bol de coulis de tomate (ou de sauce tomate non cuisinée), poivrez bien.

Servez les boulettes bien chaudes accompagnées de leur sauce.

Samedi (Jour 6)

Au réveil : ce matin, comme tous les matins, il y a gym ! Buvez votre grand verre d'eau ou votre thé vert, ouvrez la fenêtre… c'est parti pour votre séance perso de 4 exercices au choix… Vous pouvez même, puisque vous avez le temps, rallonger de 5 ou 10 minutes la séance.

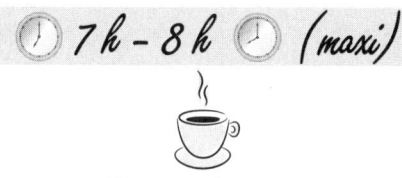

PETIT DÉJEUNER
1 thé vert (non sucré)
2 tranches de pain complet
1 tranche de jambon blanc (dégraissé)
20 g de fromage à pâte dure (comté)
1 pomme

Et après ? Avez-vous remarqué comme votre peau semble déjà plus nette, douce et lisse ? Certes le gommage d'hier lui a fait du bien… mais le programme « chrono » et la crème minceur aussi ! Profitez-en pour vous remotiver !

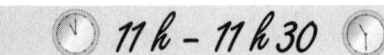

C'est l'heure de votre petite pause thé + bol d'air frais !

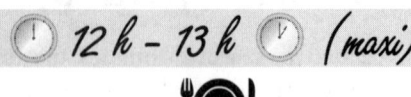

Déjeuner
1 tournedos de bœuf (120 à 150 g)
grillé sans sa barde
*Chaud et froid mexicain**
1 kiwi

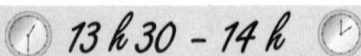

Alors, tenté par une sieste ? Ne vous privez pas, tout le plaisir est pour vous !

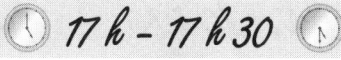# 17 h - 17 h 30

COLLATION
1 thé vert (non sucré) ou 1 tisane au choix
1 banane
1 poignée de fruits secs oléagineux non salés
(noix, amandes, noisettes, pistaches…)

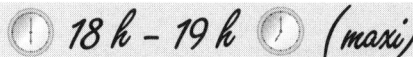 18 h - 19 h (maxi)

Non, on ne s'assoupit pas dans le canapé devant la télé ! Au contraire, c'est l'heure de se défouler avant le dîner, au grand air : partie de cache-cache avec les enfants, balade en rollers ou sortie en forêt (il y a toujours des choses intéressantes à ramasser : feuilles, petit bois, muguet, mûres, châtaignes, champignons, pommes de pin : vous allez trouver !)

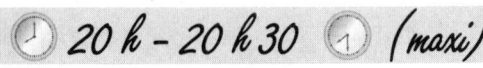

DÎNER
Soupe du soir (voir nos recettes)
120 g de pavé de thon grillé et citronné
1 pamplemousse

Dans la soirée : pensez à votre tisane ! Vous êtes en panne ? Pour vous détendre agréablement, buvez un « café blanc » : un verre d'eau chaude parfumé d'1 c. à s. d'eau de fleur d'oranger. Divin…

Avant de vous coucher : n'hésitez pas à prendre une douchette sur le bas du corps ou le corps entier avant de vous masser avec votre crème… mais prenez-la tiède, pas chaude, sinon elle risque de contrecarrer votre endormissement. Voire fraîche si vous avez tendance aux jambes lourdes.

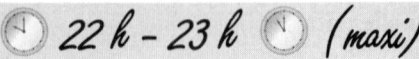

Au lit pas trop tard, même si c'est le week-end ! Sinon tous vos rythmes de sommeil vont se décaler… et vous risquez de mal dormir, ou de vous réveiller plus fatigué que d'ordinaire : ce serait dommage !

Chaud et froid mexicain

 Préparation 7 min – cuisson 5 min

Ingrédients :

1 tomate	¼ de botte de persil frais
½ avocat	(ou 3 c. à s. de persil
½ citron	surgelé)
1 très petite boîte de maïs doux	Huile d'olive ou de colza
½ boîte de haricots rouges	Piment de Cayenne ou d'Espelette (ou poivre)

Lavez et coupez en dés la tomate. Épluchez et coupez en petits morceaux le demi-avocat, citronnez-le bien, ajoutez-le à la tomate et réservez au frais.

Ouvrez, rincez soigneusement et égouttez le maïs doux et la demi-boîte de haricots rouges.

Versez dans une petite casserole et mettez à réchauffer à feu doux.

Pendant ce temps, rincez, séchez et ciselez le persil frais (ou sortez l'équivalent surgelé).

Quand le mélange haricots-maïs est chaud, versez dans une assiette creuse, ajoutez la tomate et l'avocat bien froid (avec le jus de citron), ajoutez 1 c. à c. d'huile d'olive ou de colza, le persil, une pincée de piment de Cayenne ou d'Espelette (à défaut, du poivre) et dégustez illico.

Dimanche (Jour 7)

Au réveil : bon pied bon œil ! Ce matin, on fait tout dans l'ordre : on boit son verre d'eau ou son thé, et on s'active avec sa gym ou son quart d'heure « tonique » à l'extérieur ou dans la maison, fenêtre ouverte pour s'oxygéner à fond…

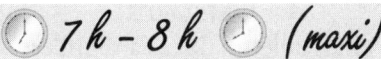

7h - 8h (maxi)

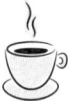

PETIT DÉJEUNER
1 thé vert (non sucré)
2 tartines « Fromage & Fruit » (voir nos recettes)

Et après ? Douche et crème, bien sûr ! Même si vous restez tranquille : au contraire, si vous avez du temps, profitez-en pour vous masser ce matin aussi ou offrez-vous une séance beauté bien méritée : bain, gommage, masque, long massage voluptueux… Profitez, c'est dimanche !

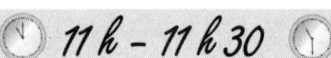

Quelle chance, aujourd'hui vous pouvez aller faire une grande promenade « apéritive » avant de déjeuner : et si vous en profitiez pour faire un grand tour au marché ? Parfait pour se changer les idées, avoir envie de fruits et légumes frais… Si vous avez des enfants, emmenez-les, ils adorent !

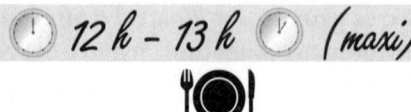

DÉJEUNER
5 aiguillettes de canard grillées
Pois chiches à l'espagnole*
1 poire

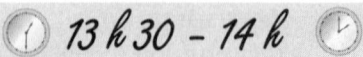

Mini-sieste pour recharger vos batteries, ou sieste récupératrice un peu plus longue ? C'est à vous de voir ce dont vous avez besoin… et envie ! Mais laissez-vous somnoler… vous avez le temps, c'est royal !

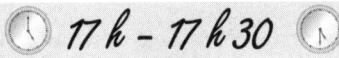

COLLATION
1 thé vert (non sucré) ou 1 tisane au choix
1 poignée de fruits secs oléagineux non salés
(noix, amandes, noisettes, pistaches…)
4 pruneaux ou abricots secs

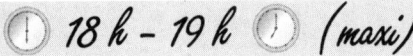

Sport en salle, dehors, seul, entre amis, avec les enfants, votre compagnon : tout est bon du moment que vous bougez !

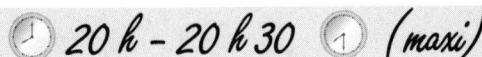

DÎNER
Soupe du soir (voir nos recettes)
1 filet de haddock
1 pamplemousse

Dans la soirée : 1 petite tasse de tisane avant de filer dans la salle de bains et de vous mettre au lit ?

Avant de vous coucher : ce soir, c'est fête, une semaine déjà que vous suivez ce programme, bravo ! Vous gagnez un bonus de 10 minutes de massage, rien que pour vous féliciter de votre assiduité ! Et profitez-en pour faire votre premier bilan et mesurer les résultats de vos efforts.

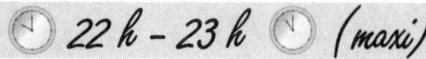

Eh oui, déjà… bonne nuit ! Couchez-vous tôt pour attaquer cette nouvelle semaine bon pied, bon œil…

DIMANCHE (JOUR 7)

Pois chiches à l'espagnole

 Préparation 5 min – cuisson 10 min

Ingrédients :

2 tomates
1 oignon
1 poivron rouge
1 petite boîte de pois chiches au naturel
Huile d'olive, poivre

Pelez et émincez l'oignon et le poivron rouge. Lavez 2 tomates et coupez-les en dés.

Dans une casserole, faites chauffer 1 c. à s. d'huile d'olive, et jetez-y les lanières d'oignon et de poivron. Laissez dorer 3 minutes puis ajoutez les tomates et laissez cuire à feu doux encore 5 minutes.

Ajoutez ensuite les pois chiches rincés et égouttés, poivrez et réchauffez 2 minutes avant de servir.

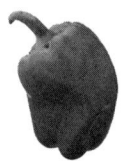

Mon bilan de fin de première semaine

Déjà ? Eh oui, 7 petits jours sont déjà passés ! Une toute petite semaine, pour s'adapter à votre nouveau rythme plus propice à vos besoins naturels et aux exigences de votre organisme… Facile, difficile, mitigé ? Faites votre bilan, mais sachez quand même que le plus dur est fait : prendre de nouvelles habitudes. Bravo… et bonne continuation !

Mon alimentation

- J'ai respecté mon programme alimentaire   oui ❏   non ❏
- J'ai craqué   oui ❏   non ❏
- J'ai eu faim   oui ❏   non ❏

Mon assiduité
Ma gym du matin…

- Jour 1   oui ❏   non ❏
- Jour 2   oui ❏   non ❏
- Jour 3   oui ❏   non ❏
- Jour 4   oui ❏   non ❏
- Jour 5   oui ❏   non ❏
- Jour 6   oui ❏   non ❏
- Jour 7   oui ❏   non ❏

Mon bol d'air en fin de matinée...

- Jour 1   oui ❏   non ❏
- Jour 2   oui ❏   non ❏
- Jour 3   oui ❏   non ❏
- Jour 4   oui ❏   non ❏
- Jour 5   oui ❏   non ❏
- Jour 6   oui ❏   non ❏
- Jour 7   oui ❏   non ❏

Mon sport de fin de journée...

- Jour 1   oui ❏   non ❏
- Jour 2   oui ❏   non ❏
- Jour 3   oui ❏   non ❏
- Jour 4   oui ❏   non ❏
- Jour 5   oui ❏   non ❏
- Jour 6   oui ❏   non ❏
- Jour 7   oui ❏   non ❏

Mon moral

- Je suis satisfait(e) de cette semaine   oui ❏   non ❏
- Je me sens mieux dans mon corps   oui ❏   non ❏
- J'ai bon moral   oui ❏   non ❏
- Je me sens en forme   oui ❏   non ❏
- Je me sens motivé(e) pour continuer   oui ❏   non ❏
- Je ressens déjà des bienfaits   oui ❏   non ❏

Mes résultats

Mon poids (en kg) :..................................

Ma taille (en cm) :..................................

Mes mesures :

- Taille (en cm) ....
- Cuisses (en cm) ....
- Hanches (en cm) ....
- Genoux (en cm) ....

Mes sensations

- Ce qui s'est déjà amélioré cette semaine (sommeil, moral, sensation de forme et de bien-être…)
  ....
- Mon point fort de la semaine ....
- Mon point faible ....

Mes objectifs

- Ce qui est difficile pour moi ....
  ....
  ....
- Ce que je vais tenter d'améliorer la semaine prochaine ....
  ....
  ....
- Mes atouts pour réussir et persévérer ....
  ....
  ....

Partie III
Votre programme chrono Semaine 2

Ma liste de courses (semaine 2)

Tout d'abord, vérifiez qu'il vous reste (en quantité suffisante)…

- ❏ De l'huile d'olive et/ou de colza de bonne qualité (première pression à froid)
- ❏ Des pâtes
- ❏ Du quinoa ou blé (type Ebly)
- ❏ Du thé vert
- ❏ Du chocolat noir à 70 % de cacao minimum (% plus élevé si affinités, on en trouve à 99 % !)
- ❏ Des petits flocons d'avoine
- ❏ Des amandes, noix, noisettes, pistaches non salées et non grillées
- ❏ Des pruneaux
- ❏ Des abricots secs
- ❏ Du cumin
- ❏ Du papier sulfurisé
- ❏ Du beurre

Boulangerie
- ❏ Pain complet (vous pouvez l'acheter tranché et le garder au congélateur)
- ❏ 1 muffin au blé complet (facultatif)

Épicerie
- ❏ 1 petite boîte de lentilles
- ❏ 1 petite boîte d'asperges
- ❏ Riz
- ❏ Curry en poudre

Frais
- ❏ 8 pots individuels de fromage blanc
- ❏ 4 œufs

Poissonnerie (surgelé ou frais)
- ❏ 1 belle tranche de saumon fumé
- ❏ 1 pavé de saumon
- ❏ 1 filet de merlu de 120 à 150 g
- ❏ 600 g de moules
- ❏ 200 g de queues de crevettes
- ❏ 120 à 150 g de filet de sole ou de limande

Viande
- ❏ 120 à 150 g d'escalope de veau
- ❏ 1 brochette de dinde
- ❏ 1 blanc de poulet
- ❏ 120 à 150 g de steak haché à 5 % MG
- ❏ 1 petit magret de canard (sans la peau)
- ❏ 1 tranche de gigot d'agneau
- ❏ ¼ de poulet rôti

Légumes
- ❏ 3 tomates
- ❏ 1 tête d'ail
- ❏ 1 poivron rouge
- ❏ 1 salade verte
- ❏ 3 oignons

- ❏ 1 échalote
- ❏ Herbes fraîches variées (au moins 1 bouquet de persil)
- ❏ 2 grosses pommes de terre (ou 3 moyennes)
- ❏ 1 endive
- ❏ 1 poireau
- ❏ 6 courgettes
- ❏ 1 avocat
- ❏ 250 g de champignons de Paris
- ❏ 3 carottes
- ❏ 200 g de petits pois écossés (frais ou surgelés)
- ❏ 500 g d'épinards

Fruits
- ❏ 1 kiwi
- ❏ 2 bananes
- ❏ 2 citrons
- ❏ 3 pamplemousses
- ❏ 1 orange
- ❏ 2 clémentines
- ❏ 6 pommes
- ❏ 4 poires

Surgelés
- ❏ 250 g de mélange de fruits de mer (moules, crevettes, calamars, pétoncles…)
- ❏ Des herbes au choix, si vous n'en trouvez pas des fraîches (persil, cerfeuil, basilic, coriandre…)

N'oubliez pas !
De rajouter les ingrédients nécessaires pour vos soupes du soir, et vos tartines « Fromage & Fruit » du matin !

Cette semaine, au menu, 4 soupes du soir (au choix) + 2 tartines (donc 2 portions de fromage + 2 fruits au choix).

Lundi (Jour 8)

Au réveil : un coup de flemme ce premier jour de la semaine ? Allez, courage ! Buvez illico votre boisson « réveille-matin » (simple verre d'eau ou thé vert), et en piste pour une séance de gymnastique (4 exercices, n'oubliez pas !) ou de sport sur appareil ou encore de balade tonique au grand air.

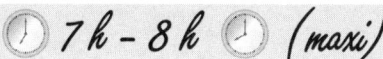

7h - 8h (maxi)

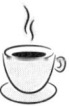

Petit déjeuner
1 thé vert (non sucré)
2 pots individuels de fromage blanc nature avec
1 poignée de fruits secs oléagineux non salés
(noix, amandes, noisettes, pistaches…)
3 pruneaux ou abricots secs et 2 c. à s. de flocons
d'avoine

Et après ? La douche, oui, mais n'oubliez pas la crème, même vite étalée ! Vous aurez plus de temps ce soir…

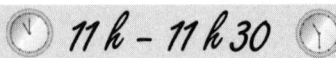 **11 h - 11 h 30**

Vous avez forcément quelque chose à faire dehors…
et tant pis si c'est juste le tour du pâté de maisons !

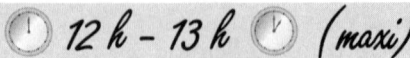 **12 h - 13 h** *(maxi)*

Déjeuner
120 à 150 g d'escalope de veau aux champignons
1 petite assiette de pâtes
1 kiwi

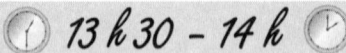 **13 h 30 - 14 h**

Houlala, coup de barre ? Ne cherchez pas à lutter mais laissez-vous plonger quelques minutes : si vous le pouvez, allongez-vous (habillé) ou, au moins, croisez vos bras sur une table et posez votre tête dessus, yeux fermés… Attention, réveillez-vous !

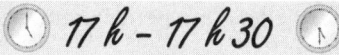 17 h - 17 h 30

Collation
1 thé vert (non sucré) ou 1 tisane au choix
1 banane
3 carrés de bon chocolat noir
à 70 % de cacao minimum

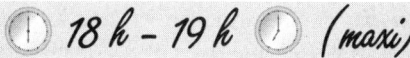 18 h - 19 h (maxi)

Enfin ! Pas de séance de sport aujourd'hui, mais au moins 30 minutes (idéalement 45 voire plus) de marche rapide, où vous voulez (mais dehors…), comme vous voulez ! Effet « déstress » garanti… et humeur de rêve aussi !

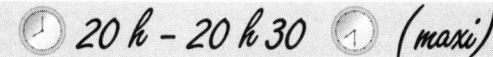 20 h - 20 h 30 (maxi)

Dîner
Papillote de saumon aux légumes-curry*
1 pomme

Dans la soirée : allez, une petite tisane pour conclure la soirée, et au lit !

Avant de vous coucher : prenez soin de vous ! Massez-vous longuement et profitez-en pour apprécier l'effet de vos massages répétés sur votre épiderme et votre silhouette… C'est mieux ? Parfait !

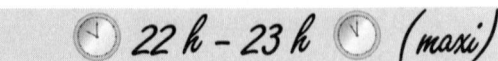

On file au lit, car la semaine va être longue ! Vous pouvez vous autoriser quelques pages de lecture… mais évitez de plonger 2 heures dans un roman policier, même passionnant, sinon la nuit risque de ne pas être aussi belle que vous le souhaiteriez !

LUNDI (JOUR 8)

Papillote de saumon aux légumes-curry

Préparation 10 min – cuisson 20 min

Ingrédients :

- 1 filet de saumon (bio ou label rouge si possible) de 120 à 150 g sans la peau
- 1 carotte
- 1 blanc de poireau
- 1 tomate
- 1 courgette
- ½ citron
- Huile d'olive
- Sel, poivre
- Curry doux en poudre
- Papier sulfurisé

Lavez et brossez la carotte, lavez le blanc de poireau, la tomate et la courgette. Râpez grossièrement carotte et courgette, émincez le blanc de poireau et coupez la tomate en dés.

Faites chauffer 1 c. à s. d'huile dans une poêle, faites revenir les légumes 3 minutes, salez, poivrez et ajoutez 1 c. à c. de curry en poudre, puis continuez la cuisson 5 minutes de plus à feu très doux.

Pendant ce temps, découpez une feuille de papier sulfurisé, rincez et épongez le filet de saumon.

Versez la julienne de légumes au centre de la feuille, posez le filet de poisson sur le dessus, repliez la papillote pour la fermer et mettez-la dans le four chaud (210 °C) pendant 12 minutes.

Servez la papillote fermée et ne l'ouvrez qu'au moment de déguster, avec le jus d'½ citron.

Mardi (Jour 9)

Au réveil : vous voilà lancé, en quelques jours, nous ne doutons pas un instant que vous avez pris de bonnes habitudes ! On vous le redit pour la forme ? On boit, et on s'active en s'aérant pour démarrer cette journée du bon pied !

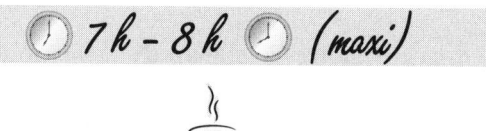

PETIT DÉJEUNER
1 thé vert (non sucré)
1 œuf coque
2 ou 3 tranches de pain complet légèrement beurrées
1 pamplemousse

Et après ? Vous n'avez rien oublié ? Non ? Bravo ! On n'a presque plus rien à vous dire !

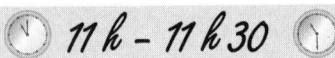

Petit break rapide pour mieux repartir jusqu'au déjeuner : soufflez 10 minutes, dérouillez votre corps, buvez un verre (d'eau !), promenez-vous si vous le pouvez…

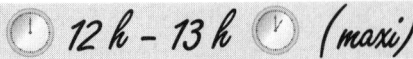

Déjeuner
Salade d'endive (1) et d'avocat (½) citronnée
1 brochette de dinde grillée
6 c. à s. de quinoa ou de blé
1 poire

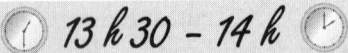

Vos yeux sont lourds, lourds, lourds… profitez-en puisque c'est votre corps qui réclame un temps de repos : mini-sieste ou moment de détente au calme.

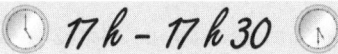 **17 h – 17 h 30**

Collation
1 thé vert (non sucré) ou 1 tisane au choix
3 carrés de bon chocolat noir
à 70 % de cacao minimum
4 pruneaux ou abricots secs

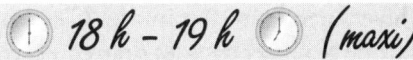 **18 h – 19 h** *(maxi)*

Eh oui, il y a sport aujourd'hui ! Une vraie séance : au moins 45 minutes. Avez-vous essayé la piscine ? Nager détend merveilleusement et procure une fatigue douce… C'est le moment de tester ! Sinon, trouvez autre chose… Même un cours de danse de salon fait parfaitement l'affaire.

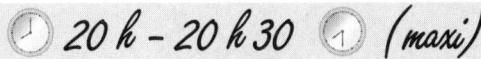 **20 h – 20 h 30** *(maxi)*

Dîner
Wok de la mer*
1 pot individuel de fromage blanc nature

Dans la soirée : même si vous adorez votre « moment tisane », n'en buvez pas trop !

Avant de vous coucher : un petit bain tiède avant le massage ? Pourquoi pas ? Cela vous aidera à sombrer encore mieux !

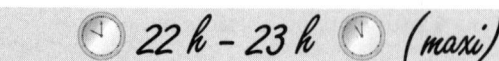

Avant de se coucher, on aère la chambre en grand (oui, même en hiver) pendant 10 minutes. C'est ensuite un pur bonheur de se glisser sous les draps ou la couette… et on dort mieux ! Bonne nuit…

MARDI (JOUR 9)

Wok de la mer

 Préparation 10 min – cuisson 10 à 12 min

Ingrédients :

250 g de mélange de fruits de mer (ou de fruits de mer + poisson) surgelés
1 poivron rouge
1 courgette
1 oignon
Huile d'olive ou de colza
Sel, poivre

Lavez et émincez le poivron et la courgette. Pelez et émincez l'oignon.

Faites chauffer l'huile dans une sauteuse, puis ajoutez les légumes et saisissez-les 3 minutes.

Versez dans une passoire le mélange de fruits de mer, rincez 1 minute à l'eau chaude pour les décongeler en partie, ajoutez-le aux légumes et faites revenir en remuant régulièrement.

Dès que les fruits de mer sont cuits et que l'eau est évaporée (comptez 7 à 8 minutes), salez, poivrez, et servez immédiatement.

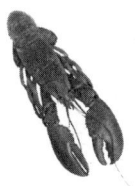

Mercredi (Jour 10)

Au réveil : c'est la grande forme ? Tant mieux, vous devez commencer à ressentir les bienfaits de ce programme et cela ne peut que vous motiver. Vous « tenez le bon bout », comme on dit ! En piste… et n'oubliez pas de boire votre verre d'eau ou votre tasse de thé.

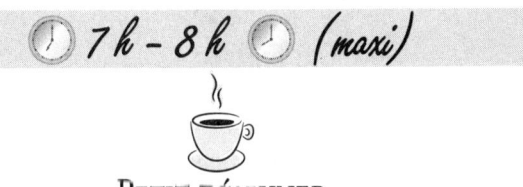

PETIT DÉJEUNER
1 thé vert (non sucré)
2 tartines « Fromage & Fruit » (voir nos recettes)

Et après ? Méditez ce dicton d'un grand philosophe : « Qui met sa crème minceur sans oublier, dans quelques semaines sera récompensé ! »

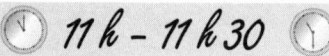
11 h - 11 h 30

Allez, il n'y en a plus pour longtemps avant la pause-déjeuner tant attendue ! Si vous manquez d'énergie, buvez un thé vert qui vous donnera un coup de fouet (grâce à la théine) et faites un mini-break pendant que vous le buvez.

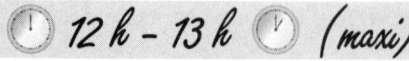
12 h - 13 h (maxi)

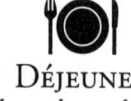

DÉJEUNER
1 blanc de poulet grillé
Petits pois printanière*
2 clémentines

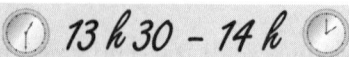
13 h 30 - 14 h

Un petit somme ? Ne vous faites pas prier !

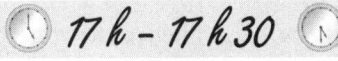

Collation
1 thé vert (non sucré) ou 1 tisane au choix
1 poignée de fruits secs oléagineux non salés
(noix, amandes, noisettes, pistaches…)
4 pruneaux ou abricots secs
3 carrés de bon chocolat noir
à 70 % de cacao minimum.

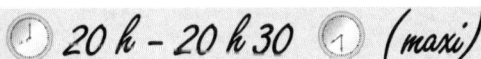

Sport ou… sport ? C'est à vous de choisir !

Dîner
Soupe du soir (voir nos recettes)
1 filet de merlu poêlé (1 c. à c. d'huile)
avec le jus d'1 citron
1 pot individuel de fromage blanc nature

Dans la soirée : c'est l'heure de vous préparer au sommeil. On se détend, on pense à des choses positives, on boit tranquillement sa tisane, en l'appréciant…

Avant de vous coucher : si vous avez le temps pour un petit gommage avant votre massage à la crème, n'hésitez pas !

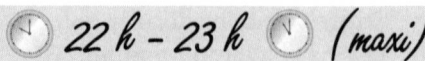

Vous avez passé une soirée tranquille ? C'est bien, car plus vous vous couchez détendu, mieux vous vous endormez. Profitez-en et couchez-vous tôt !

Petits pois printaniers

 Préparation 5 min – cuisson 20 à 25 min

Ingrédients :

200 g de petits pois (écossés) frais ou surgelés
2 carottes
1 courgette
1 petit oignon
1 échalote
Sel, poivre
Huile d'olive
1 c. à s. de persil haché (frais ou surgelé)

Lavez les carottes et la courgette et coupez-les en rondelles. Pelez et émincez l'oignon et l'échalote.

Dans une casserole, faites fondre 1 c. à s. d'huile d'olive, et faites revenir 3 minutes l'oignon et l'échalote.

Ajoutez ensuite les petits pois, les rondelles de carotte et courgette, un verre d'eau, sel, poivre et persil (frais ou surgelé).

Couvrez et laissez mijoter, en vérifiant régulièrement qu'il reste du liquide (sinon, rajoutez-en).

Dès que les petits pois sont cuits, servez.

Jeudi (Jour 11)

Au réveil : et si vous rallongiez votre séance de gym de 5 petites, toutes petites, minutes ? Cela vous permettra de progresser plus vite… et vote silhouette vous dira merci ! Ah, on oubliait : buvez !

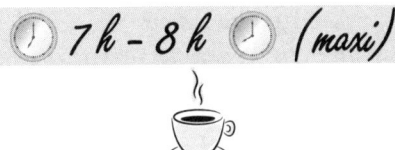

PETIT DÉJEUNER
1 thé vert (non sucré)
1 muffin au blé complet recouvert
de purée d'avocat citronné
1 belle tranche de saumon fumé
1 pomme

Et après ? Une bonne douche, un crémage soigneux, et hop, on file… à pied si possible !

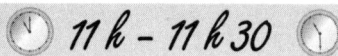

Une petite pause s'impose, non ? Allez, aérez votre esprit et dégourdissez vos gambettes !

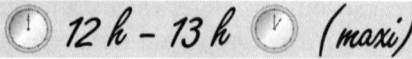

DÉJEUNER
120 à 150 g de steak haché à 0 % MG grillé
1 petite assiette de
pâtes sautées aux courgettes tomate et basilic*
1 poire

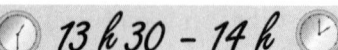

Vous vous laisseriez bien aller ? Ne vous privez pas, faire quelques minutes de sieste sera tout bénéfice car vous serez ensuite beaucoup plus efficace et opérationnel…

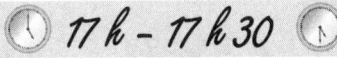

Collation
1 thé vert (non sucré) ou 1 tisane au choix
1 pomme
1 poignée de fruits secs oléagineux non salés
(noix, amandes, noisettes, pistaches…)
3 carrés de bon chocolat noir
à 70 % de cacao minimum

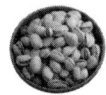

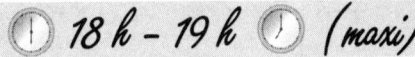

Une séance de sport : on transpire, on se bouge, on se muscle ! On vous oblige, mais on vous laisse le choix des armes…

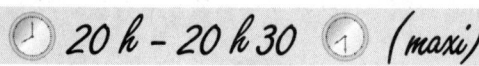

20 h - 20 h 30 (maxi)

DÎNER

Soupe du soir (voir nos recettes)
200 g de queues de crevettes (surgelées)
sautées à l'ail et au persil (1 c. à s. d'huile d'olive)
1 pot individuel de fromage blanc nature.

Dans la soirée : déjà l'heure de la tisane ? Les soirées agréables passent si vite…

Avant de vous coucher : un petit (ou grand !) massage bonheur… n'oubliez pas !

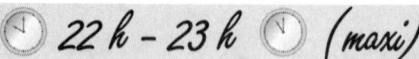

22 h - 23 h (maxi)

Vos yeux picotent, vos paupières s'alourdissent… bonne nuit !

Pâtes sautées aux courgettes, tomates et basilic

 Préparation 5 min – cuisson 10 min (selon le temps de cuisson des pâtes)

Ingrédients :

100 g de pâtes sèches
1 courgette
1 tomate
2 branches de basilic (ou 1 c. à s. de basilic surgelé)
1 gousse d'ail
Sel, poivre
Huile d'olive

Mettez de l'eau à bouillir, salez-la quand elle arrive à ébullition et jetez-y les pâtes.

Pendant qu'elles cuisent (surveillez le temps de cuisson afin de ne pas trop les cuire, elles doivent être « al dente »), lavez la courgette et la tomate, coupez-les en gros cubes (pour la courgette) et en petits dés (pour la tomate). Rincez le basilic, épongez et ciselez les feuilles. Épluchez la gousse d'ail et émincez-la finement (ou pressez-la si vous possédez un presse-ail).

Dans une poêle, faites fondre 1 c. à s. d'huile d'olive et jetez-y le basilic, l'ail et les morceaux de courgette. Faites revenir 2 minutes puis ajoutez les dés de tomate, salez très légèrement et poivrez bien. Laissez fondre à feu doux.

Quand les pâtes sont cuites, égouttez-les rapidement (pas trop, il doit rester un très léger fond d'eau) et ajoutez-les dans la poêlée de légumes encore sur le feu. Mélangez rapidement et servez dans la foulée.

Vendredi (Jour 12)

Au réveil : la fin de la semaine se ressent, vous vous levez plus fatigué ? Allez, ce n'est pas une excuse pour mal commencer la journée en « oubliant » votre séance de gym ! Aucune dispense ne sera admise aujourd'hui ! Buvez et activez-vous…

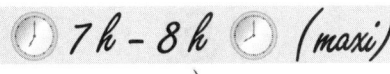

Petit déjeuner
1 thé vert (non sucré)
2 pots individuels de fromage blanc nature avec
1 poignée de fruits secs oléagineux non salés
(noix, amandes, noisettes, pistaches…)
3 abricots secs et 2 c. à s. de flocons d'avoine

Et après ? Prenez le temps qu'il vous faut pour vous appliquer en mettant votre crème… ne pas avaler votre petit déjeuner au lance-pierres et vous accorder 5 minutes de tranquillité avant de partir. Courage, c'est le dernier jour de la semaine…

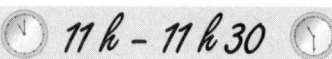
11 h – 11 h 30

Alors, on décroche ? C'est un signe qui ne trompe pas : on se lève, on dérouille son corps si besoin (si on a passé la matinée assis, par exemple !) en faisant quelques étirements, on boit un thé, et on prend l'air quelques minutes. Même s'il faut vous contenter de marcher de long en large sur le balcon : c'est déjà ça !

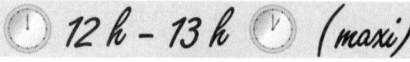
12 h – 13 h (maxi)

Déjeuner
1 petite tranche de gigot d'agneau grillé
1 petite boîte de *lentilles « arrangées »**
1 orange

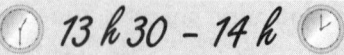
13 h 30 – 14 h

Vrai break ! Vous en avez besoin… faites une sieste, détendez-vous ! Reeeeeeeelax !

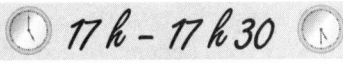

COLLATION
1 thé vert (non sucré) ou 1 tisane au choix
3 carrés de bon chocolat noir
à 70 % de cacao minimum
4 pruneaux ou abricots secs

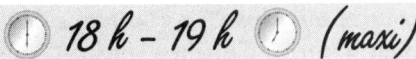

C'est l'heure de bouger ! Même si vous vous sentez fatigué, fêtez l'arrivée de ce deuxième week-end de votre programme par une séance de sport (45 minutes) : action, transpiration !

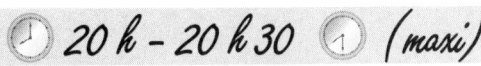

DÎNER
Salade verte (1 c. à s. d'huile)
2 œufs au plat
Épinards (frais ou surgelés)
1 pomme

Dans la soirée : une petite tasse de tisane, et vous filez vous préparer pour vous coucher, d'accord ?

Avant de vous coucher : si vous avez une soirée tranquille, profitez-en pour sortir le grand jeu : bain parfumé (aux huiles essentielles relaxantes ou drainantes, par exemple), gommage, long massage en prenant votre temps : bichonnez-vous et faites-vous plaisir !

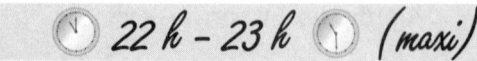

Crevé par cette semaine ? Le vendredi soir, c'est classique et bien naturel ! Couchez-vous de bonne heure pour bien récupérer, encore plus si vous devez travailler ou vous activer demain… Au dodo !

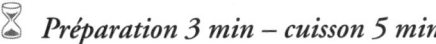

Mes lentilles « arrangées »

Préparation 3 min – cuisson 5 min

Ingrédients :

1 petite boîte de lentilles
1 tomate
¼ de bouquet de persil frais haché
   (ou 3 c. à s. de persil surgelé)
½ c. à c. de cumin

Ouvrez, rincez soigneusement, puis égouttez les lentilles.

Réchauffez tout doucement dans une casserole, en ajoutant la tomate lavée et coupée en petits dés, le persil haché frais ou surgelé, et le cumin en poudre.

Ne salez pas, et servez dès que les tomates ont « fondu ».

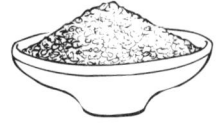

Samedi (Jour 13)

Au réveil : journée qui déborde de tâches ménagères ? Vous n'avez le droit de zapper votre gym que si vous la remplacez par une activité tout aussi physique comme un vrai grand ménage (de bien plus de 15 minutes)… C'est vous qui voyez !

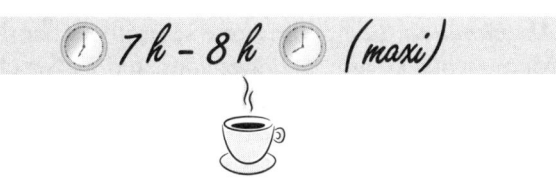

PETIT DÉJEUNER
1 thé vert (non sucré)
2 tartines « Fromage & Fruit » (voir nos recettes)

Et après ? On enchaîne, toujours dans l'ordre, avec le duo quotidien douche + crème. Et on file vers ses activités diverses, à pied ou à vélo si possible…

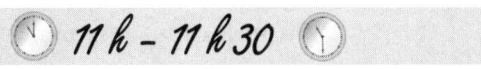

Allez, une pause ! Si vous étiez en plein ménage, reposez-vous et détendez vos muscles, sortez prendre l'air dans tous les cas, même 20 minutes !

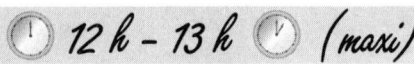

Déjeuner
1 (petit) magret de canard grillé sans la peau
2 courgettes sautées (1 c. à s. d'huile)
6 à 8 c. à s. de riz basmati cuit
1 poire

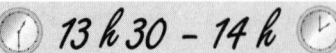

Ahahahaaaa, une petite sieste se profile à l'horizon ! Mettez-vous à l'aise, allongez-vous, retirez vos chaussures, et plongez pour récupérer !

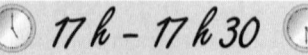

Collation
1 thé vert (non sucré) ou 1 tisane au choix
1 banane
3 carrés de bon chocolat noir
à 70 % de cacao minimum

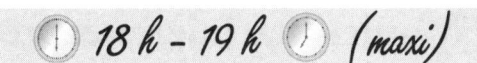 **(maxi)**

Break-sportif ! Allez au cours que vous souhaitez, ou embarquez pour 45 minutes de vélo, ou de natation, ou même de promenade (rapide) avec le chien.

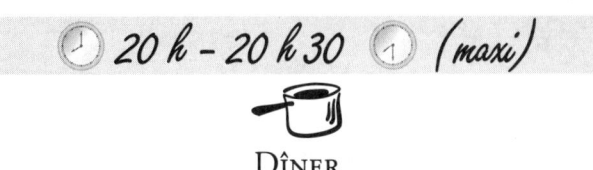 **(maxi)**

Dîner
Soupe du soir (voir nos recettes)
Moules marinières express*
1 pot de fromage blanc individuel nature

Dans la soirée : une petite tisane ? Mais bien sûr !

Avant de vous coucher : et la crème ? Vous n'aviez pas oublié ? Non ? Bravo…

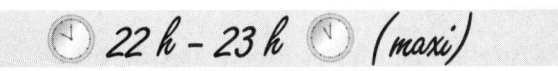 **(maxi)**

Non, on ne traîne pas « bêtement » sans raison, juste parce que c'est samedi soir : on se couche à une heure raisonnable, sinon le réveil sera douloureux et ce serait vraiment très, très dommage, non ? Et zou, au dodo !

Moules marinières express

 Préparation 10 min – cuisson 8 min

Ingrédients :

600 g de moules
1 oignon
Poivre
Huile d'olive
½ verre de vin blanc (facultatif)
¼ de bouquet de persil, de cerfeuil ou de coriandre selon votre goût (ou 4 c. à s. d'herbes surgelées au choix)

Nettoyez les moules (dans le commerce, on les trouve parfois prêtes à cuisiner et lavées, cela peut être un gain de temps), égouttez-les dans une passoire sans les laisser tremper.

Épluchez et émincez l'oignon. Mettez-le à fondre dans une cocotte, sur feu modéré, avec 1 c. à s. d'huile d'olive.

Pendant ce temps, lavez, séchez et ciselez les herbes.

Ajoutez dans la cocotte ½ verre de vin blanc (ou d'eau), faites bouillir, poivrez.

Ajoutez les moules, remuez bien, couvrez la cocotte et laissez cuire à feu vif 5 minutes, en remuant à mi-cuisson pour qu'elles s'ouvrent toutes.

Servez immédiatement, saupoudrées de vos herbes ciselées.

Dimanche (Jour 14)

Au réveil : oui, c'est dimanche, et le dernier jour de votre programme… alors justement, on ne baisse pas les bras, bien au contraire ! Souvenez-vous que ce réveil tonique est une des clefs de la forme et de la ligne ! Alors c'est gym, sortie, appareils… ou les trois si vous insistez !

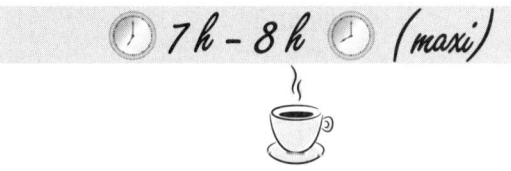

Petit déjeuner
1 thé vert (non sucré)
1 œuf coque
2 ou 3 tranches de pain complet légèrement beurrées
1 pamplemousse

Et après ? Appréciez les résultats de vos efforts quotidiens sur votre silhouette… et fêtez ça par quelques minutes de « crémage » supplémentaire… car ça vous réussit !

11 h - 11 h 30

C'est l'heure de votre petite pause thé + bol d'air frais !

12 h - 13 h (maxi)

Déjeuner
Asperges vinaigrette
¼ de poulet rôti (sans la peau)
*Écrasé de pommes de terre aux herbes**
1 poire

13 h 30 - 14 h

Petite ou grande sieste, c'est vous qui choisissez… mais pas tout l'après-midi surtout, sinon ce soir vous ne dormirez pas, et vous le regretterez !

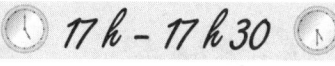

17 h - 17 h 30

Collation
1 thé vert (non sucré) ou 1 tisane au choix
1 pomme
1 poignée de fruits secs oléagineux non salés
(noix, amandes, noisettes, pistaches…)
3 carrés de bon chocolat noir
à 70 % de cacao minimum

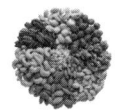

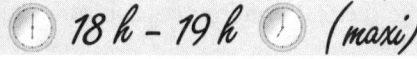

18 h - 19 h (maxi)

Vous n'aspirez qu'au repos ? On ne vous oblige pas à faire un sport intensif, mais seulement à sortir, au moins une heure. Croyez-nous, c'est pour votre bien !

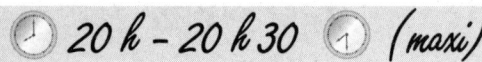

Dîner
Soupe du soir (voir nos recettes)
120 à 150 g de filet de sole ou de limande grillé
1 pot individuel de fromage blanc nature

Dans la soirée : Laissez-vous envahir par le parfum des plantes de votre tisane quotidienne… N'est-ce pas du bonheur ?

Avant de vous coucher : on se masse comme chaque jour… et si le tube de crème se termine, on l'ajoute sur la liste des courses pour continuer, même après le programme, cette bonne petite habitude qui fait la différence !

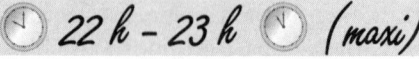

Pour bien commencer la semaine, couchez-vous de bonne heure… teint frais et reposé demain matin garanti !

Écrasé de pommes de terre aux herbes

Préparation 10 min – cuisson 15 à 20 min

Ingrédients :

- 2 grosses pommes de terre (ou 3 moyennes…)
- Sel, poivre
- Huile d'olive
- 1 grosse poignée d'herbes fraîches (ou 4 à 5 c. à s. d'herbes surgelées)

Pelez les pommes de terre et mettez-les à cuire à l'eau salée.

Pendant ce temps, lavez, séchez et émincez les herbes si elles sont fraîches.

Quand les pommes de terre sont cuites, mettez-les dans une assiette et écrasez-les grossièrement à la fourchette en incorporant les herbes.

Poivrez généreusement, ajoutez un filet d'huile d'olive et dégustez en soupirant de bonheur…

Mon bilan de fin de programme

Et voilà ! Vous y êtes arrivé, et on ne peut que vous en féliciter, donc bravo ! Vous allez pouvoir évaluer tous les bénéfices que vous avez tirés de ces deux semaines…

Mon alimentation

- J'ai respecté mon programme alimentaire oui ❏   non ❏
- J'ai craqué oui ❏   non ❏
- J'ai eu faim oui ❏   non ❏
- Je suis satisfait(e) de mon bilan alimentaire oui ❏   non ❏

Mon assiduité
Ma gym du matin…

- Jour 8   oui ❏   non ❏
- Jour 9   oui ❏   non ❏
- Jour 10   oui ❏   non ❏
- Jour 11   oui ❏   non ❏
- Jour 12   oui ❏   non ❏
- Jour 13   oui ❏   non ❏
- Jour 14   oui ❏   non ❏

Mon bol d'air en fin de matinée...

- Jour 8   oui ❏   non ❏
- Jour 9   oui ❏   non ❏
- Jour 10   oui ❏   non ❏
- Jour 11   oui ❏   non ❏
- Jour 12   oui ❏   non ❏
- Jour 13   oui ❏   non ❏
- Jour 14   oui ❏   non ❏

Mon sport de fin de journée...

- Jour 8   oui ❏   non ❏
- Jour 9   oui ❏   non ❏
- Jour 10   oui ❏   non ❏
- Jour 11   oui ❏   non ❏
- Jour 12   oui ❏   non ❏
- Jour 13   oui ❏   non ❏
- Jour 14   oui ❏   non ❏
- Je suis satisfait(e) de mon bilan « sportif »   oui ❏   non ❏

Mon moral

- Je suis satisfait(e) de cette semaine   oui ❏   non ❏
- Je me sens mieux dans mon corps   oui ❏   non ❏
- J'ai bon moral   oui ❏   non ❏
- Je me sens en forme   oui ❏   non ❏

Mes résultats

Mon poids (en kg) : ....
Ma taille (en cm) :..................................

Mes mesures :

- Taille (en cm) ....
- Cuisses (en cm) ....
- Hanches (en cm) ....
- Genoux (en cm) ....

- Je suis satisfait(e) de mes résultats :
- En termes de poids   oui ☐   non ☐
- En termes de forme   oui ☐   non ☐
- D'un point de vue général sur ce programme
                                    oui ☐   non ☐

Et après ?

Après ? Eh bien, c'est à vous de voir : maintenant que vous avez compris le principe (simple), testé le programme (agréable) et constaté ses bienfaits (réels) en termes de silhouette et de santé... il serait dommage de tout arrêter, non ?

Il est en effet certain que si vous reprenez vos anciennes mauvaises habitudes (petit déjeuner quasi inexistant ou extrêmement sucré, dîner trop lourd et gras, grignotages...), vous allez rapidement reprendre le poids perdu et annuler tous les bienfaits de vos « efforts » !

Pour autant, nul n'a envie de vivre en permanence au régime, et vous vous dites peut-être « je ne veux pas me serrer la ceinture toute ma vie »... Mais, sincèrement, maintenant que vous l'avez testé, ce programme chrono est loin d'être frustrant et difficile, n'est-ce pas ? Bien au contraire, puisque vous avez droit aux féculents, au fromage, au chocolat... Simplement, ces aliments sont dégustés en quantité raisonnable et, surtout, à un moment soigneusement choisi de la journée !

Vous pouvez donc parfaitement continuer à manger selon les grands principes du régime chronobiologique, en continu, tout en gardant une vie absolument normale ! Il faut continuer sur votre lancée, en adaptant vos menus pour vous faire plaisir sans danger ni culpabilité !

Et, si vous faites un écart, rejoignez la « droite ligne » dès le lendemain, c'est tout ! Les écarts ne sont pas dangereux (c'est-à-dire : ne se traduisent pas forcément en kilo supplémentaire immédiat) quand l'alimentation est habituellement équilibrée, car ils sont vite compensés !

Continuez donc à…

- Prendre un solide petit déjeuner, qui associe glucides, protéines et graisses : pain (complet), fromage, œuf, jambon, beurre… avec un fruit bien sûr ! Choisissez plutôt du salé : jambon au lieu de confiture, fromage au lieu de yaourt sucré. Moins vous consommez de sucres à fort index glycémique (IG), moins vous enclenchez la « machine à insuline ». Vous éviterez ainsi les grignotages du matin, le croissant ou la barre chocolatée si tentants, ou les multiples petits cafés sucrés pour « tenir le coup ». S'il y a bien un repas lors duquel vous pouvez vous faire plaisir, c'est celui-ci !

- Manger des féculents et des protéines au déjeuner : les premiers pour l'énergie qu'ils apportent en continu à l'organisme, et les secondes pour rassasier et entretenir le capital musculaire. N'abusez pas du gras (sauces, fritures) ni du sucre (dessert) à ce repas.

- S'offrir une petite collation en fin de journée : elle permet tout à la fois de faire un break et de se détendre

ET de redonner un coup de fouet à l'organisme avec des aliments soigneusement choisis et bénéfiques... Elle vous évite également de rentrer à la maison affamé avec une seule envie, vous ruer sur un paquet de chips ou l'assiette des enfants ! Au contraire, ce goûter réconfortant vous permet d'alléger le dîner et de faire une véritable pause antistress à un moment crucial de la journée....

- De dîner, donc, le plus légèrement possible, avec essentiellement des protéines (sous forme de poisson ou de viande blanche, afin que ce repas du soir reste le plus « maigre » possible), des légumes (et pas de féculents), des fruits et éventuellement des laitages nature. Avec de tels repas, nul risque de stocker (au contraire), ou de mal dormir pour cause de digestion difficile...

D'un point de vue activité...

Vous l'avez compris, bouger est indispensable pour maintenir son poids et ne pas regrosser : c'est même médicalement établi ! Inutile donc de se chercher de bonnes raisons de se la couler douce... Surtout maintenant que vous avez commencé à changer vraiment vos habitudes ! Ne faites pas machine arrière... ce serait du gâchis ! Profitez donc de chaque occasion de mettre vos muscles au travail, et dites-vous bien que, en exerçant une activité physique, vous accomplissez environ la moitié du travail de suivi de votre ligne, n'est-ce pas énorme ?

Au quotidien, respectez un minimum de 30 minutes environ, qui peuvent être tout simplement de marche (à allure assez rapide, quand même) : c'est facile et, bientôt, vous n'aurez même plus à vous forcer, ce sera devenu un excellent réflexe ! Ajoutez également 2 séances (minimum) de 40 à 60 minutes par semaine, avec une activité libre. Si c'est de l'endurance (natation, course, vélo, tapis, etc.) c'est mieux, mais mieux vaut quelque chose qui vous plaise qu'un pensum… Donc, si vous vous découvrez une passion pour la danse africaine, l'escalade ou le judo, n'hésitez surtout pas !

Et mon rythme de vie ?

Votre sommeil doit rester de la meilleure qualité possible, non seulement pour votre bonne forme générale, mais aussi pour votre ligne puisque mal dormir, ou insuffisamment, fait grossir…

Partie IV
Nos recettes bonus pour le matin, le midi et le soir

Recettes du matin

(Toutes les recettes sont pour 1 personne)

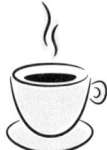

NOS RECETTES BONUS POUR LE MATIN, LE MIDI ET LE SOIR

Mes tartines « Fromage & Fruit »

LA PETITE RECETTE FUTÉE

Ils sont faits pour vivre ensemble car ils s'associent à merveille et vont régaler votre palais dès le saut du lit ! Si vous complétez avec quelques fruits oléagineux secs, ce sera un délice 100 % santé…

Ingrédients :

2 à 3 tranches de pain complet ou noir (Vollkornbrot) ou multi-céréales ou aux graines de lin

20 à 30 g de fromage
1 fruit frais
Fruits oléagineux (non grillés, non salés, non frits)

- comté + 1 petite grappe de raisins blancs + 8 amandes
- cantal + 1 petite grappe de raisin blanc + 6 noisettes
- camembert + 1 pomme en lamelles + 10 cerneaux de noix
- roquefort écrasé et poivré + 1 poire en lamelles + 5 noisettes concassées
- chèvre frais + 2 abricots + 1 abricot sec en petits dés + 8 pistaches
- chèvre frais + ½ barquette de fraises + 1 tour de moulin à poivre + 5 noix de cajou
- brebis basque + 2 figues + 5 noisettes concassées
- brebis basque + 1 poignée de cerises + 10 pistaches

5 recettes du midi avec du bœuf

Boulettes parfumées

 Préparation 5 min – cuisson 3 à 7 min

Ingrédients :

150 g de steak haché à 5 % MG
1 c. à c. de concentré de tomate
1 échalote (ou ¼ d'oignon)
1 c. à s. d'herbes au choix (fraîches ou surgelées)
Sel, poivre
Huile d'olive

Pelez et émincez l'échalote ou l'oignon.

Dans un saladier, déposez la viande, le concentré de tomates, l'échalote, les herbes, salez, poivrez et malaxez longuement pour que le mélange soit homogène. Avec les doigts, confectionnez 4 boulettes et aplatissez-les légèrement.

Huilez (avec un spray ou une feuille d'essuie-tout) un gril et faites dorer les boulettes à votre convenance (bleues, saignantes, bien cuites…).

Servez-les bien chaudes, avec un féculent (pomme de terre au four, polenta…) et une salade verte croquante.

Gratin « saveurs du sud »

 Préparation 10 min – cuisson 20 min

Ingrédients :

150 g de steak haché à 5 % MG
1 courgette
1 petite aubergine
1 oignon
1 petite boîte (ou pack) de coulis de tomate nature
6 c. à s. de céréales au choix cuites (blé, quinoa, riz, pâtes, semoule, mélange de céréales tout prêt...)
1 branche de basilic, 1 c. à c. de tapenade (facultatif), 1 c. à s. bombée de chapelure
Sel, poivre
Huile d'olive

Lavez la courgette et coupez-la en tranches pas trop épaisses. Lavez l'aubergine, coupez-la en morceaux. Pelez et émincez l'oignon.

Dans une poêle, faites dorer 2 minutes l'oignon dans 1 c. à s. d'huile d'olive. Ajoutez ensuite les morceaux de courgette et d'aubergine, ainsi que la viande, et le basilic ciselé. Salez, poivrez, faites dorer à feu vif en mélangeant bien pendant 8 minutes. Ajoutez les céréales cuites au contenu de la poêle quand le feu est éteint et mélangez.

Huilez un plat individuel avec un essuie-tout, versez-y la préparation, recouvrez avec le coulis de tomates (dans lequel vous aurez ajouté la tapenade si vous l'appréciez), et saupoudrez le dessus de chapelure. Faites dorer au four 10 minutes à 210-220 °C, et dégustez dans le plat, c'est bien meilleur !

Chili con carne

LA PETITE RECETTE FUTÉE

⏳ *Préparation 10 min – cuisson 30 min*

Ingrédients :

- 120 g de steak haché à 5 % MG
- 1 petite boîte de concassé de tomates
- 1 petite boîte de haricots rouges au naturel
- ½ poivron rouge
- 1 oignon, cumin moulu
- Chili en poudre
- Huile d'olive
- Sel

Épluchez et émincez l'oignon, mettez-le à dorer 2 minutes dans une sauteuse avec 1 c. à s. d'huile d'olive.

Pendant ce temps, rincez le poivron et taillez-le en petits dés. Ajoutez-le à l'oignon et laissez fondre 5 minutes, puis ajoutez la viande, ½ c. à c. de cumin, ½ c. à c. de chili, salez et laissez dorer 3 minutes.

Rincez très soigneusement et égouttez les haricots rouges. Ajoutez-les au mélange, ainsi que les ¾ de la boîte de tomates concassées.

Laissez mijoter 20 minutes, en ajoutant si besoin le reste des tomates, en fonction de l'évaporation. Servez immédiatement.

Salade de bœuf aux herbes

 Préparation 10 min – cuisson 5 min

Ingrédients :

120 g de steak haché à 5 % MG
6 c. à s. de blé cuit
1 tomate
½ concombre
1 échalote
Coriandre ou ciboulette (fraîche ou à défaut surgelée)
1 citron (vert de préférence)
Sel
Piment de Cayenne ou d'Espelette (à défaut, poivre)
Huile d'olive
Citronnelle (facultatif)

Dans une poêle, faites revenir le steak haché dans 1 c. à c. d'huile d'olive pendant 5 minutes, jusqu'à cuisson complète de la viande, salez, poivrez (ou saupoudrez de piment en poudre).

Pendant ce temps, épluchez le concombre, épépinez-le et coupez-le en dés. Lavez la tomate et concassez-la. Épluchez et émincez l'échalote.

Dans une assiette creuse, réunissez les crudités et le blé, mélangez. Dans un bol, préparez la sauce : 1 c. à s. d'huile d'olive, le jus du citron, les herbes ciselées (ciboulette ou coriandre selon votre goût), l'échalote émincée, et la citronnelle hachée si vous l'appréciez.

Déposez la viande encore tiède sur les crudités et arrosez de sauce. Dégustez immédiatement.

Sauté tiède de bœuf au poivron

 Préparation 10 min – cuisson 15 min

Ingrédients :

- 60 g de riz (basmati, complet, thaï…)
- 1 pavé de bœuf de 120 à 150 g
- 1 gros poivron rouge
- 1 poignée de germes de soja (frais si possible, sinon en bocal)
- 1 oignon
- Paprika en poudre
- Sel, poivre
- Huile d'olive
- 1 c. à s. de cacahuètes ou de noix de cajou (grillées à sec) concassées

---

Mettez le riz à cuire dans un gros volume d'eau salée et surveillez la cuisson pour qu'il reste juste « al dente ».

Pendant ce temps, lavez le poivron et taillez-le en lanières. Épluchez et émincez l'oignon.

Dans une poêle, faites chauffer 1 c. à s. d'huile d'olive et jetez-y l'oignon et les lanières de poivron. Faites dorer 3 minutes, puis baissez le feu et laissez compoter 7 minutes. Taillez le pavé de bœuf en tranches assez fines. Remontez ensuite le feu et saisissez la viande (dans la même poêle), salez et poivrez, saupoudrez de paprika, ajoutez les germes de soja et faites-les sauter.

Quand la viande est saisie, égouttez le riz, versez-le bien chaud dans une assiette. Recouvrez du bœuf au poivron et au soja, saupoudrez des fruits secs concassés et servez immédiatement.

5 recettes du midi avec du blanc de poulet

Poulet sauce rouge

 Préparation 10 min – cuisson 20 min

Ingrédients :

- 1 blanc de poulet sans la peau (150 g environ)
- 2 tomates
- 1 oignon
- 1 poivron rouge
- ½ c. à c. de zeste de citron râpé ou herbes au choix (facultatif)
- Huile d'olive
- Sel, poivre

Lavez le poivron et coupez-le en fines lanières. Épluchez les tomates (vous pouvez les plonger 30 secondes dans une casserole d'eau bouillante pour que cela soit plus facile) et concassez-les. Pelez et émincez l'oignon.

Dans une sauteuse, faites chauffer 1 c. à s. d'huile d'olive et faites rissoler l'oignon à feu vif 2 minutes, versez ensuite les lamelles de poivron, et laissez revenir encore 3 minutes. Ajoutez ensuite les lanières de blanc de poulet, faites dorer 5 minutes, salez, poivrez, puis versez les tomates concassées et laissez compoter pendant 10 minutes.

Servez saupoudré du zeste de citron, ou d'herbes ciselées (fraîches ou surgelées), bien chaud, avec des pâtes ou de la semoule.

Croquant de poulet rose et vert

 Préparation 10 min – cuisson 15 min

Ingrédients :

- 1 blanc de poulet sans la peau (150 g environ)
- 1 petite betterave rouge
- 1 grosse endive
- 1 très petite boîte de maïs
- ½ pomme granny-smith
- ½ avocat
- Sel, poivre
- Vinaigre (de cidre de préférence)
- Huile de colza ou de noix

Faites des entailles à la surface du blanc de poulet et déposez-le dans le panier d'une cocotte ou d'un cuit-vapeur. Cuisez-le 15 minutes (si vous n'en possédez pas, un panier en bambou posé sur une casserole fera parfaitement l'affaire). Laissez-le tiédir.

Pendant ce temps, pelez la betterave et coupez-la en cubes. Lavez l'endive, et coupez-la en petits tronçons.

Dans une assiette creuse, mettez le blanc de poulet tiède tranché en lamelles, les cubes de betterave, les tronçons d'endive, le maïs rincé et égoutté.

Dans un petit bol, préparez la vinaigrette à votre goût (pas plus d'1 c. à s. d'huile), ajoutez-la à la salade, mélangez bien et laissez reposer 5 minutes.

Pelez l'avocat et coupez-le en petits morceaux. Au moment de servir, mélangez encore une fois, ajoutez les morceaux d'avocat et râpez la pomme granny sur le dessus. Dégustez sans attendre…

Poulet champêtre

 Préparation 5 min – cuisson 30 min

Ingrédients :

- 1 cuisse de poulet sans la peau (ou 1 blanc si vous préférez)
- 2 pommes de terre
- 1 courgette
- 100 g de champignons de Paris
- 30 g de lardons maigres (ou d'allumettes de jambon)
- 1 oignon
- Sel, poivre
- 1 petit verre de vin blanc (facultatif), huile d'olive

Brossez et lavez les pommes de terre, la courgette et les champignons. Coupez les pommes de terre en tranches, la courgette en rondelles et émincez les champignons. Épluchez l'oignon et émincez-le.

Dans une sauteuse ou une petite cocotte, chauffez 1 c. à s. d'huile d'olive et faites dorer les allumettes de jambon ou les lardons, les rondelles de courgettes et les lamelles d'oignon pendant 3 minutes. Ajoutez ensuite les champignons, laissez-les rendre leur eau à feu vif pendant 2 minutes puis réservez le mélange à part.

Dans le même ustensile, et sans ajouter d'huile, faites dorer le poulet et les pommes de terre (ensemble) pendant 5 minutes. Ajoutez ensuite le mélange jambon légumes, mouillez avec le vin blanc (sinon, avec de l'eau), salez peu (à cause du jambon), poivrez, couvrez et laissez mijoter 20 minutes, jusqu'à ce que les pommes de terre soient tendres… Servez immédiatement, avec une salade verte croquante.

Poulet au cidre

 Préparation 5 min – cuisson 30 min

Ingrédients :

1 cuisse de poulet sans la peau (ou 1 blanc si vous préférez)
25 cl de cidre brut
1 pomme
2 c. à s. de crème fraîche légère (à 15 % MG)
Sel, poivre
Huile de colza

Pelez la pomme et coupez-la en 8 quartiers.

Dans une sauteuse ou une petite cocotte, faites sauter les quartiers de pommes pendant 5 minutes dans 1 c. à s. d'huile de colza pour qu'ils soient dorés et s'attendrissent (sans trop ramollir).

Retirez les pommes et réservez-les. Faites dorer, dans le même ustensile et sans remettre de graisse, le poulet pendant 5 minutes, salez, poivrez puis ajoutez le cidre. Montez à ébullition puis laissez mijoter à feu doux, à couvert, pendant 15 minutes. Ajoutez la crème, et les quartiers de pommes pour qu'ils se réchauffent pendant 5 minutes puis servez, avec des pâtes ou du blé.

Parmentier de poulet

 Préparation 10 min – cuisson 20 min

Ingrédients :

1 blanc de poulet
1 pomme de terre
1 carotte
1 courgette

Sel, poivre
Noix de muscade
1 c. à s. de chapelure
Huile d'olive

Grattez la carotte et la pomme de terre et coupez-les en morceaux. Rincez et coupez la courgette en rondelles.

Mettez les légumes dans l'autocuiseur avec 2 verres d'eau. Montez en pression puis laissez cuire 10 minutes.

Pendant ce temps, faites des entailles sur le blanc de poulet et saisissez-le dans 1 gril à viande ou une poêle. Baissez le feu et couvrez jusqu'à cuisson complète. Salez et poivrez, puis hachez la viande (au hachoir électrique ou plus grossièrement avec un couteau).

Sortez les légumes, écrasez-les à la fourchette avec 1 cuillère à soupe d'huile d'olive, salez, poivrez et ajoutez de la noix de muscade râpée.

Si vous trouvez votre purée épaisse, délayez-la avec un peu de lait.

Dans un plat à gratin individuel huilé, disposez la viande, et recouvrez de purée de légumes. Parsemez de chapelure, et enfournez à four chaud (210 °C, th. 7) pendant 10 minutes.

10 soupes du soir

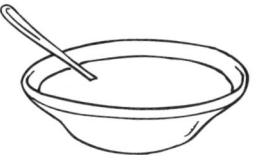

Soupe de légumes variés

 Préparation 5 min – cuisson 25 min

Ingrédients :

1 poireau	1 courgette
1 côte de céleri	Sel, poivre
1 fenouil	Huile d'olive ou de colza
1 carotte	Persil (frais ou surgelé)

Lavez et émincez soigneusement le poireau (retirez la partie vert foncé, trop dure), le céleri, le fenouil, la carotte et la courgette.

Dans une casserole ou un faitout, mettez 1 c. à c. d'huile d'olive ou de colza, ajoutez les légumes, salez, poivrez et faites suer les légumes pendant 5 minutes. Ajoutez ensuite 25 cl d'eau et laissez cuire à feu doux jusqu'à ce qu'ils soient tendres (20 minutes environ). Servez tel quel, sans mouliner, saupoudré de persil haché frais ou surgelé.

Soupe de carottes à l'indienne

 Préparation 5 min – cuisson 25 min

Ingrédients :

- 3 carottes
- 1 oignon
- 1 bouillon cube (100 % végétal)
- 10 cl de lait de coco
- Curry en poudre, coriandre (fraîche ou surgelée)
- Poivre
- Huile d'olive ou de colza

Lavez et grattez les carottes, coupez-les en rondelles.

Dans un faitout, versez 1 c. à c. d'huile d'olive ou de colza, faites dorer 2 minutes l'oignon émincé, puis ajoutez les carottes et faites-les suer 3 minutes.

Ajoutez 25 cl d'eau, ½ c. à c. de curry en poudre et le cube de bouillon, poivrez et laissez cuire à feu doux pendant 20 minutes.

Versez ensuite le lait de coco, et mixez pour obtenir un velouté. Servez saupoudré de coriandre.

Velouté blanc

 Préparation 5 min – cuisson 10 min

Ingrédients :

½ chou-fleur
1 bouillon cube
   (100 % végétal)
Sel, poivre
2 c. à s. de lait écrémé
   en poudre
Noix de muscade

Lavez le chou-fleur et détaillez-le en petits bouquets.

Déposez-les dans le fond de l'autocuiseur, salez, poivrez et ajoutez 35 cl d'eau et le bouillon cube. Faites chauffer à feu vif, puis coupez le feu dès que la cocotte est sous pression, et laissez redescendre progressivement la pression, sans toucher la soupape.

Ajoutez le lait écrémé en poudre et mixez bien pour obtenir une texture onctueuse. Dégustez illico, après avoir râpé un peu de noix de muscade.

Soupe tomate potiron au chèvre frais

 Préparation 10 min – cuisson 15 min

Ingrédients :

100 g de potiron
1 échalote
2 tomates
40 g de fromage de chèvre frais
2 brins de ciboulette
1 c. à s. de noisettes concassées
Sel, poivre
Huile d'olive

Rincez le morceau de potiron, retirez les graines et coupez-le en dés. Lavez les tomates et coupez-les en morceaux. Pelez et émincez l'échalote.

Dans un faitout, chauffez 1 c. à s. d'huile d'olive, et faites dorer l'échalote. Ajoutez le potiron et les tomates, faites suer 2 min puis couvrez juste d'eau. Laissez cuire 15 min environ.

Pendant ce temps, lavez, essorez et ciselez la ciboulette, mélangez-la avec le fromage de chèvre et les noisettes concassées et poivrez généreusement. Avec une cuillère à soupe, façonnez 4 quenelles et réservez.

Mixez-la soupe longuement au mixeur plongeant et servez dans des assiettes creuses, en déposant au centre la quenelle de chèvre.

Crème de ratatouille

 Préparation 5 min – cuisson 20 min

Ingrédients :

1 poivron rouge	1 gousse d'ail
1 courgette	Sel, poivre
1 petite aubergine	Huile d'olive
1 tomate	Lait écrémé en poudre
1 oignon	

Lavez tous les légumes et découpez-les en petits cubes sans les éplucher. Épluchez et émincez ail et oignon.

Dans un faitout, faites dorer 2 minutes l'oignon et l'ail dans 1 c. à s. d'huile d'olive. Ajoutez les morceaux de poivron et laissez fondre 3 minutes. Ajoutez ensuite les morceaux de courgette, d'aubergine et de tomate.

Salez, poivrez, ajoutez 25 cl d'eau et laissez mijoter 15 minutes à feu doux.

Ajoutez 1 c. à s. de lait écrémé en poudre et mixez longuement avant de déguster.

Soupe de cresson

 Préparation 5 min – cuisson 20 min

Ingrédients :

½ botte de cresson	Sel, poivre
1 petite courgette	Huile d'olive
1 oignon	

Épluchez et émincez l'oignon. Rincez soigneusement le cresson, lavez et tranchez la courgette.

Dans un faitout, faites dorer 2 minutes l'oignon émincé dans 1 c. à s. d'huile d'olive, puis ajoutez les rondelles de courgette et rissolez encore 3 minutes. Ajoutez ensuite le cresson bien lavé, 25 cl d'eau et laissez cuire 15 minutes à feu doux.

Salez, poivrez, et mixez longuement avant de servir.

Soupe courgette granny

 Préparation 5 min – cuisson 15 min

Ingrédients :

- 2 courgettes
- 1 bouillon cube (100 % végétal)
- 1 pomme granny
- Huile d'olive
- Curcuma
- Sel, poivre

Lavez les courgettes et coupez-les en rondelles pas trop épaisses. Rincez la pomme, retirez les pépins et coupez-la en quartiers.

Mettez 1 c. à s. d'huile d'olive dans un faitout avec 1 c. à c. de curcuma, faites revenir courgette et pomme 3 minutes à feu vif, puis ajoutez 25 cl d'eau, salez, poivrez et incorporez le bouillon cube. Laissez cuire 12 minutes. Mixez longuement pour obtenir un velouté.

Servez chaud, tiède ou froid.

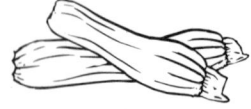

Velouté forestier

 Préparation 10 min – cuisson 20 min

Ingrédients :

- 300 g de champignons (au choix, de Paris, des bois... frais ou surgelés)
- 1 oignon
- 1 échalote
- 1 c. à s. de persil (frais ou surgelé)
- Huile d'olive ou de colza
- Sel, poivre

Lavez, séchez et émincez les champignons s'ils sont frais. Épluchez et émincez l'oignon et l'échalote.

Dans un faitout, faites dorer 2 minutes l'oignon et l'échalote dans 1 c. à s. d'huile d'olive ou de colza, puis ajoutez les champignons et le persil et faites revenir encore 3 minutes. Prélevez 1 bonne c. à s. du mélange et réservez-la à part.

Ajoutez 25 cl d'eau dans le faitout et laissez cuire 15 minutes à feu doux. Mixez pour obtenir un velouté.

Au moment de servir, déposez sur la soupe les champignons sautés réservés.

Soupe vitamine

 Préparation 5 min – cuisson 20 min

Ingrédients :

1 tranche de potiron
1 carotte
1 tomate
1 orange
1 oignon
Sel, poivre
Huile d'olive

Rincez la tranche de potiron, retirez les filaments et coupez la chair en morceaux pas trop gros. Lavez la tomate et coupez-la en quartiers. Lavez et brossez la carotte et coupez-la en lamelles.

Émincez l'oignon, et mettez-le à dorer 3 minutes dans un faitout avec 1 c. à s. d'huile d'olive. Ajoutez ensuite les cubes de potiron et les rondelles de carottes et saisissez encore 2 minutes. Incorporez la tomate, 20 cl d'eau, salez, poivrez et laissez cuire 15 minutes à feu doux. Pendant ce temps, pressez l'orange et récupérez le jus.

Mixez la soupe, en lui ajoutant le jus d'orange jusqu'à obtention de la consistance souhaitée.

Réchauffez doucement si besoin et servez immédiatement.

Soupe d'épinards, tomate, lentilles et épices

 Préparation 10 min – cuisson 25 min

Ingrédients :

½ oignon
40 g de lentilles vertes, blondes ou corail précuites (en sachet ou boîte)
½ boîte de tomates concassées
100 g d'épinards frais ou surgelés (en branches)
1 c. à c. de curcuma
1 c. à c. de cumin en poudre
Huile d'olive
Poivre

Pelez et émincez l'oignon. Lavez les épinards.

Dans un faitout, chauffez 1 c. à s. d'huile d'olive, et faites blondir l'oignon avec le curcuma, le cumin et 2 pincées de poivre.

Ajoutez les lentilles (rincées si elles sont en boîte), les épinards et les tomates concassées avec leur jus. Couvrez d'eau. Laissez mijoter 20 minutes, et mixez grossièrement avant de servir.

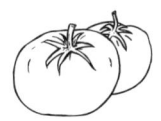

5 recettes du soir avec du poisson

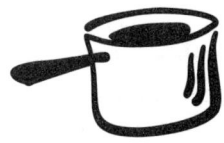

Tartare chic de saumon

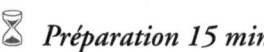 *Préparation 15 min*

Ingrédients :

- 100 g de filet de saumon sans la peau
- 1 tranche de saumon fumé
- 1 c. à s. d'œufs de saumon (facultatif)
- 5 brins de ciboulette
- 3 cornichons
- 1 c. à c. de câpres
- 1 citron
- 1 endive
- Poivre
- Huile d'olive

Vérifiez que le morceau de saumon est débarrassé de ses arêtes (sinon, retirez-les soigneusement), rincez-le et séchez-le avec une feuille d'essuie-tout puis coupez-le en morceaux les plus petits possibles. Découpez de la même façon la tranche de saumon fumé, et mélangez les deux saumons avant de les déposer dans une assiette creuse ou un bol.

À part, préparez la sauce : hachez les cornichons, mélangez-les aux câpres, à la ciboulette lavée, séchée et ciselée, ajoutez le jus du citron et 1 c. à s. d'huile d'olive, poivrez et émulsionnez. Réservez. Lavez et effeuillez l'endive.

Au moment de servir, versez la sauce sur le mélange de saumons et mélangez. Déposez, si vous appréciez 1 c. à s. d'œufs de saumon sur le dessus et dégustez immédiatement, en vous servant des feuilles d'endive comme d'une cuillère pour composer des « bouchées ».

Ceviche de poisson

 Préparation 10 min – marinage 12 h

Ingrédients :

- 150 g de poisson blanc au choix (lotte, bar, cabillaud...), ou de noix de saint-jacques
- 1 petit morceau de gingembre frais (à défaut, gingembre surgelé ou en poudre)
- Coriandre (fraîche ou surgelée)
- 15 cl de lait de coco
- 1 petit piment rouge (à défaut, piment en poudre)
- ½ concombre
- 1 citron vert bio

Rincez et épongez soigneusement le poisson, retirez les éventuelles arêtes et débitez-le en petits dés (ou en tranches très fines pour les saint-jacques ou un filet). Déposez-le dans une assiette creuse, arrosez du jus du citron vert et du lait de coco et réservez au frais au moins ½ journée.

Au moment de servir, râpez un peu de zeste du citron vert (⅓ de c. à c.) et du gingembre (⅓ de c. à c.), puis rajoutez le piment en poudre ou en rondelles et la coriandre.

Servez avec, à part, des rondelles croquantes du concombre rincé, mais pas épluché.

Boulettes de poisson vapeur

 Préparation 5 min – cuisson 20 min

Ingrédients :

150 g de poisson au choix (ou de mélange de poissons)
1 petite courgette
1 blanc de poireau
½ citron
1 jaune d'œuf
1 c. à s. de chapelure
sel, poivre
curry en poudre
huile d'olive

Lavez le blanc de poireau et émincez-le. Lavez et brossez la courgette (sans l'éplucher) et râpez-la.

Dans une poêle, saisissez 3 minutes le blanc de poireau et la courgette râpée, puis ajoutez les morceaux de poisson, salez, poivrez, parfumez de 2 pincées de curry et laissez cuire à feu doux 7 minutes.

Laissez tiédir, écrasez le mélange de poisson et de légumes, puis ajoutez-lui le jaune d'œuf et la chapelure. Homogénéisez puis composez des boulettes de taille moyenne.

Cuisez-les à la vapeur 10 minutes et servez immédiatement avec le demi-citron. Si vous avez du bouillon de légumes, vous pouvez aussi y pocher les boulettes.

Salade de thon frais japonisante

 Préparation 15 min

Ingrédients :

- 120 à 150 g de thon rouge frais
- 1 petit oignon rouge
- ½ avocat
- 5 tomates cerise
- 1 cœur de laitue
- 1 c. à s. de sauce soja
- 1 c. à s. d'huile de sésame grillé (à défaut, d'olive)
- 1 c. à s. de graines de sésame, wasabi ou raifort (facultatif)

Lavez le cœur de salade et les tomates cerise. Taillez la salade en fines lanières et déposez-les dans un petit bol. Coupez-les tomates en 2. Pelez l'oignon et coupez-le en tranches très fines.

Rincez et séchez le thon, puis taillez-le en tranches un peu épaisses (½ cm d'épaisseur), déposez-le sur une assiette.

Disposez autour les tomates cerise, les lamelles d'oignon et l'avocat épluché et tranché.

À part, émulsionnez la sauce soja et 1 c. à s. d'huile avec une pointe de wasabi ou de raifort si vous aimez. Versez sur le thon, parsemez de graines de sésame et dégustez immédiatement… avec des baguettes pour rester dans l'ambiance !

Crevettes pimentées express

 Préparation 10 min – cuisson 15 min

Ingrédients :

- 200 g de crevettes surgelées crues avec leur queue
- ½ oignon
- 1 gousse d'ail frais
- ½ poivron rouge
- 1 petite boîte de tomates concassées
- Piment de Cayenne ou d'Espelette en poudre
- Huile d'olive

Passez les crevettes sous l'eau froide dans une passoire pour les décongeler rapidement. Pelez et hachez l'ail, épluchez et ciselez l'oignon, rincez et épépinez le poivron, coupez-le en lanières.

Dans un petit faitout ou un wok, faites chauffer 1 c. à s. d'huile d'olive, et mettez-y l'ail et l'oignon émincé. Ajoutez, 3 minutes après, le poivron rouge et laissez blondir les légumes quelques minutes.

Incorporez ensuite les crevettes et les tomates concassées avec leur jus. Laissez mijoter sans couvrir pendant 10 minutes pour que la sauce épaississe doucement.

Saupoudrez de piment à votre goût et servez bien chaud.

Références bibliographiques

Reinberg A., *Les Rythmes biologiques*, « Que sais-je ? », éd. PUF.

Reinberg A., Labrecque G. et Smolensky M., *Chronobiologie et chronothérapeutique*, éd Flammarion.

Hamel T., *Les Biorythmes de la minceur*, éd. Privat.

Léger D., *Bien dormir, enfin !* éd. First.

Dervaux J.-L., *Ronflement et apnées du sommeil en 200 questions*, éd. De Vecchi.

Billiard M., *Le guide du sommeil, comment bien dormir*, éd. Odile Jacob.

Vyas K., Borrel, M., *Guérir par la médecine ayurvédique*, éd. Presses du Châtelet.

Festy D., *Les Huiles essentielles à respirer*, collection « 100 réflexes », Leduc.s éditions.

Lafontan M., « Tissu adipeux : glande endocrine polyvalente », Unité de Recherches sur les Obésités, Unité Inserm-UPS 586, IFR-31-Institut Louis Bugnard, Hôpital Rangueil, Toulouse.

Moro C. (1) (2), Crampes F. (1), Sengeres C. (1), De Glisezinski I. (1), Galizky J. (1), Thalamas C. (2), Lafontan M. (1) et Berlan M. (2), « A trial natriuretic peptide contributes to the physiological control of lipid mobilization in humans », *FASEB Journal*, May 1, 2004, 18 (7) : 908-910.
(1) Unité Inserm 586 « Unité de recherche sur les obésités », Institut Louis Bugnard, Hôpital Rangueil, Toulouse.
(2) Département de pharmacologie clinique et médicale, Toulouse.

Étude Opinion Way pour B&B hôtels.

Nutranews.

Index des recettes

Boulettes de poisson vapeur ... 232
Boulettes parfumées ... 206
Ceviche de poisson ... 231
Chili con carne ... 208
Crème de ratatouille ... 222
Crevettes pimentées express ... 234
Croquant de poulet rose et vert ... 213
Écrasé de pommes de terre aux herbes ... 191
Gratin « saveurs du sud » ... 207
Mes lentilles « arrangées » ... 181
Mes tartines « Fromage & Fruit » ... 204
Moules marinières express ... 186
Papillote de saumon aux légumes-curry ... 157
Parmentier de poulet ... 216
Pâtes sautées aux courgettes, tomates et basilic ... 175
Petits pois printaniers ... 169
Poulet au cidre ... 215
Poulet champêtre ... 214
Poulet sauce rouge ... 212
Salade de bœuf aux herbes ... 209
Salade de thon frais japonisante ... 233
Sauté tiède de bœuf au poivron ... 210
Soupe courgette granny ... 224
Soupe d'épinards, tomate, lentilles et épices ... 227
Soupe de carottes à l'indienne ... 219

Soupe de cresson 223
Soupe de légumes variés 218
Soupe tomate potiron au chèvre frais 221
Soupe vitamine 226
Tartare chic de saumon 230
Velouté blanc 220
Velouté forestier 225
Wok de la mer 163

Table des matières

Sommaire 5

Introduction 7

Une journée à mon rythme ! 10
  6 h 30 : démarrez par un câlin 11
  7 heures : faites le plein de carburant ! 11
  10 heures : révisez votre speech 11
  12 h 30 : mangez léger, léger… 12
  13 heures – 15 heures : sortez le hamac 12
  15 heures – 16 h 30 : planchez 12
  16 h 30 : faites-vous soigner 12
  17 heures – 19 heures : défoulez-vous ! 13
  19 heures - 20 heures : dînez léger ! 13
  20 heures – 21 heures : occupez-vous calmement 13
  21 h 30 – 23 heures : filez sous la couette 13

Partie I :
Tic Tac 17

TIC… TAC… Le temps d'être mince 19
  Des horaires pour maigrir vraiment ? 19
  Comment le tissu graisseux se comporte-t-il
  au fil des heures ? 20

> *Le matin* 20
> *Le soir* 20
> *Juste après un repas* 21
> *À distance d'un repas* 21
>
> Et, en pratique, ça donne quoi ? 22

TIC… TAC…
Bien s'alimenter, et à la bonne heure ! 23

> Que nous faut-il consommer ? 24
> > *Pour le petit déjeuner* 24
> > *Pour le déjeuner* 24
> > *Pour le goûter* 24
> > *Pour le dîner* 24
>
> Pourquoi notre alimentation « moderne »
> nous fait-elle grossir ? 25

TIC… TAC… Top chrono, on se bouge ! 27

> Le sport, c'est bon pour… 28
> Les bons moments 28
> > *Le matin entre 7 heures et 8 heures* 28
> > *En fin de matinée* 29
> > *Vers 18 heures (19 heures maximum)* 29
> > *Et après un repas ?* 29
>
> Quel type d'exercice ? 30
> Comment l'exercice physique délocalise-t-il
> le gras ? 31
> Encore une question de timing… 31

TIC… TAC…
Pourquoi bien dormir fait mincir… 35

> Sommeil : en chute libre 37
> Mauvais sommeil : souffrez-vous d'apnées ? 39
> Un sommeil « en boucles » 40

Le sommeil se décompose en cycles 41
Mieux dormir, c'est souvent simple… 42
Soignez votre sommeil 42
   1. Des moments de relaxation et de sport
   (pour décharger ses tensions) 42
   2. Une alimentation légère le soir (pour éviter
   qu'une digestion difficile ne vienne perturber
   l'endormissement) 43
   3. Une heure de coucher optimale 43
   4. Des horaires réguliers 43
Qui dort, dîne… tôt ! 44
Le truc qui sauve dans la journée : la sieste 45
   Une sieste qui rapporte… 46
Choisissez votre sieste ! 47
   En 2 à 5 minutes : la « sieste flash » 47
   En 10 à 20 minutes : la « sieste-parking » 47

TIC… TAC…
Du temps pour prendre soin de soi 49
De l'utilité des crèmes… et de leur timing ! 49
Les vrais bénéfices 50
   Une peau plus belle 50
   Une silhouette affinée 51
De la caféine oui, mais… laquelle ? 51
Crème minceur, mode d'emploi… 52
   Quand ? 52
   Où ? 53
   Comment ? 53

TIC… TAC… **Le temps d'une pause** 55
Mes petites chrono infusions minceur 55
   Qu'en attendre ? 55
   Le petit conseil 56

Comment choisir ?..56
Minceur..57
Anticellulite..57
Digestion sereine..57
Antisucre...58
Élimination...58
Bonne nuit..58

TIC... TAC... Un coup de pouce en 5 sec it's time to « snif » ?...........................63
Au saut du lit..63
Lesquelles choisir ?....................................64
Contre les fringales....................................64
Lesquelles choisir ?....................................64
En fin de journée.......................................64
Lesquelles choisir ?....................................65

TIC... TAC... Mes petits breaks chrono zen........67
En 1 minute..67
Faites le chat..67
Décontractez vos mâchoires.....................67
En 2 minutes..68
En boule !..68
À fond la voix..68
Respirez « alterné »...................................68
Pause-respiration......................................68
Détente maximale....................................68
Détente du haut du corps........................69
Expulsez…...69
En 3 minutes..69
Au frais, les coudes !.................................69
Tête légère..69
Dos et épaules souples..............................70

Un corps relax 70
En 4 minutes 70
  Massage brûlant 70
  Jouez à « l'homme préhisto » 70
  Décontractez vos pieds 70
  Décontractez tête et épaules 71
  Faites-vous du bien 71
  Assouplissez vos mains 71
En 5 minutes 71
  Endormez-vous tranquille 71
  Faites silence 71
  Massage intérieur 72
  Assouplissez votre ventre 72
Plus de temps ? 72

En détail… Ma gym matinale 73
Fesses 74
  Exercice 1 74
  Exercice 2 74
  Exercice 3 75
Jambes 75
  Exercice 4 75
  Exercice 5 76
  Exercice 6 76
Ventre 76
  Exercice 7 76
  Exercice 8 77
  Exercice 9 77
  Exercice 10 78
  Exercice 11 78
  Exercice 12 78
Fesses, cuisses et ventre 79
  Exercice 13 79

Bras	79
Exercice 14	79
Exercice 15	80
Et pour finir…	80
Un exercice « de transition » systématique pour clôturer la séance et se détendre avant de repartir	80

TIC… TAC… L'heure des courses…
La nature a le sens du tempo !	81
Les fruits…	82
… Et les légumes	83
Mais aussi les fromages !	84
Les poissons !	85
Et même les viandes !	86

TIC… TAC… L'heure de s'y mettre !
Votre programme	87
En pratique	87
Pour les fruits	90
Pour les fruits et légumes	91

PARTIE II :
VOTRE PROGRAMME CHRONO SEMAINE 1 93

Avant toute chose… l'état des lieux 95

Ma liste de courses (semaine 1) 97
- *Boulangerie* 97
- *Épicerie* 97
- *Frais* 98
- *Poissonnerie (surgelé ou frais)* 98

Viande 98
Légumes 98
Fruits 99
Surgelés 99
N'oubliez surtout pas ! 99

Lundi (Jour 1) 101
Cabillaud en papillote de verdure 105

Mardi (Jour 2) 107
Crevettes sautées
« saveurs du soir » 111

Mercredi (Jour 3) 113
Blanc de poulet sauté aux oignons et citron confit. 117

Jeudi (Jour 4) 119
Endives confites « à ma façon » 123

Vendredi (Jour 5) 125
Boulettes de veau « midi-gourmet » 129

Samedi (Jour 6) 131
Chaud et froid mexicain 135

Dimanche (Jour 7) 137
Pois chiches à l'espagnole 141

Mon bilan de fin de première semaine 143

Partie III :
Votre programme chrono Semaine 2 147

Ma liste de courses (semaine 2) 149
Tout d'abord, vérifiez qu'il vous reste
(en quantité suffisante)… 149
Boulangerie 149
Épicerie 150
Frais 150
Poissonnerie (surgelé ou frais) 150
Viande 150
Légumes 150
Fruits 151
Surgelés 151
N'oubliez pas ! 151

Lundi (Jour 8) 153
Papillote de saumon aux légumes-curry 157

Mardi (Jour 9) 159
Wok de la mer 163

Mercredi (Jour 10) 165
Petits pois printaniers 169

Jeudi (Jour 11) 171
Pâtes sautées aux courgettes, tomates et basilic 175

Vendredi (Jour 12) 177
Mes lentilles « arrangées » 181

Samedi (Jour 13) 183
Moules marinières express 186

Dimanche (Jour 14) 187
Écrasé de pommes de terre aux herbes 191

Mon bilan de fin de programme 193

Et après ? 197
   Continuez donc à… 198
   D'un point de vue activité… 199
   Et mon rythme de vie ? 200

PARTIE IV :
NOS RECETTES BONUS POUR LE MATIN, LE MIDI ET LE SOIR 201

Recettes du matin 203
Mes tartines « Fromage & Fruit » 204

5 recettes du midi avec du bœuf 205
Boulettes parfumées 206
Gratin « saveurs du sud » 207
Chili con carne 208
Salade de bœuf aux herbes 209
Sauté tiède de bœuf au poivron 210

5 recettes du midi avec du blanc de poulet ... 211
Poulet sauce rouge 212
Croquant de poulet rose et vert 213
Poulet champêtre 214
Poulet au cidre 215
Parmentier de poulet 216

10 soupes du soir...........217
Soupe de légumes variés...........218
Soupe de carottes à l'indienne...........219
Velouté blanc...........220
Soupe tomate potiron au chèvre frais...........221
Crème de ratatouille...........222
Soupe de cresson...........223
Soupe courgette granny...........224
Velouté forestier...........225
Soupe vitamine...........226
Soupe d'épinards, tomate, lentilles et épices...........227

5 recettes du soir avec du poisson...........229
Tartare chic de saumon...........230
Ceviche de poisson...........231
Boulettes de poisson vapeur...........232
Salade de thon frais japonisante...........233
Crevettes pimentées express...........234

Références bibliographiques...........235

Index des recettes...........237

062785 3470 , Fane

Découvrez aussi,
aux éditions Leduc.s

Mes petites recettes magiques ventre plat

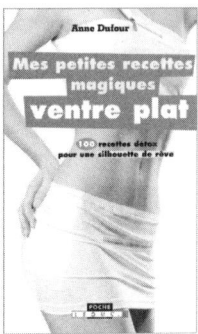

100 recettes pour une silhouette de rêve !

ISBN : 979-10-285-0085-6
Format : 11 × 17,8 cm
Prix : 6 €

Ma bible brûle-graisses

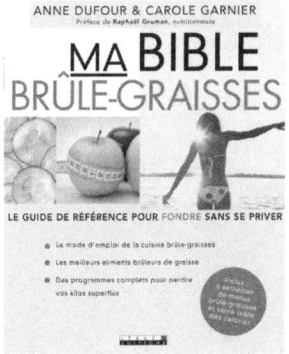

Le guide référence pour fondre sans se priver !

ISBN : 979-10-285-0054-2
Format : 19 × 23 cm
Prix : 23 €

DEMANDEZ NOTRE CATALOGUE

Pour recevoir notre catalogue au format PDF, directement sur votre messagerie, merci de nous confier vos coordonnées sur la page suivante :
http://leduc.force.com/lecteur,

ou en flashant ce code ci-contre :

Si vous préférez qu'on vous l'envoie par la Poste, merci de bien vouloir découper, photocopier ou recopier le questionnaire ci-dessous et nous le retourner complété à :

Éditions Leduc.s, 17 rue du Regard, 75006 Paris

(Pour toute commande d'ouvrage, merci de nous contacter au 01 40 52 35 35)

☐ Madame ☐ Monsieur

Prénom..

Nom..

Adresse Code postal...

Ville..

Pays..

Date de naissance .. / .. / ....

Email..

☐ Oui, je m'inscris à la lettre mensuelle pour recevoir des infos exclusives, des surprises et des avant-premières.

LIVRE LU ....

SITE INTERNET DES ÉDITIONS LEDUC.S

D'ores et déjà, retrouvez l'intégralité de notre catalogue sur notre site www.editionsleduc.com, et achetez directement ceux qui vous intéressent, au format papier ou numérique.

Conformément à la loi Informatique et Libertés du 6 janvier 1978, vous disposez d'un droit d'accès et de rectification aux données personnelles vous concernant.

Achevé d'imprimer par Novoprint
en Espagne
Dépôt légal : mai 2015